식탁 위의 위대한 혁명
사계절 웰빙 식품

김진돈(한의학 박사·운제당한의원 원장) 지음

가림출판사

추천사

　개인마다 웰빙의 형태나 방법에는 차이가 있다. 하지만 건강하게 오래 살고 싶은 마음은 모든 인간에게 희망일 것이다.

　현대인에게 웰빙은 물질적 가치나 명예보다 행복하고 건강하게 심신을 유지하는 삶의 척도이다.

　인체는 우리가 먹는 음식물로 형성된다. 먹는 음식에 따라 건강 상태도 좌우된다. 제대로 알지 못하고 먹으면 질병이 초래될 뿐만 아니라 생명까지도 위협받을 수 있다.

　시간이 지날수록 의료 기술은 발달하는 반면에 성인병인 생활습관병은 지속적으로 증가하고 있다. 그러나 평소에 균형 잡힌 식품을 올바로 먹고 운동을 하면서 잘못된 생활습관을 개선하면 각종 질병 예방도 가능하다. 이 책의 저자인 김진돈 박사는 사람에 따라 체질도 다르듯이 생긴 모습에 따라 음식의 종류를 다르게 먹어야 한다고 역설하고 있다.

　이 책을 통해서 꾸준히 계절별 식품을 섭취하고 바람직한 생활 습관으로 많은 독자들이 진정한 웰빙을 누리시길 바라며 더불어서 건강한 우리 사회가 되기를 바란다.

2009년 6월

경희대학교 한의과대학 교수, 경희대학교 동서신의학병원 한방병원장　배 형 섭

책머리에

　요즘 웰빙 바람이 한창이다. 잘 먹어야 잘 산다, 밥이 보약이다는 말이 있듯이 음식과 건강은 떨어질 수 없는 관계이다. 돈을 잃으면 조금 잃는 것이고 건강을 잃으면 전부를 잃는 것이라는 말은 건강의 중요성을 일깨워주는 명언이다.
　질병으로 시달리는 환자들이 꼭 하는 말이 있다. "무슨 음식을 먹으면 좋아요? 건강에 도움이 되는 음식에 대해 얘기해주세요."
　이렇듯 매일 먹는 음식이지만 그 효능에 대해 잘 모르는 경우가 허다하다. 그래서 식품에 대한 정보를 조금만 알아도 건강에 많은 도움이 될 것이라는 생각으로 이 책을 저술하게 되었다.
　현대인은 계절에 상관없이 먹고 싶은 과일이나 채소를 언제나 먹을 수 있다. 하지만 제때에 대자연의 기운을 받은 제철 식품을 먹어야 건강에 더 좋다. 그래서 필자는 각 계절에 맞고 일상에서 자주 접할 수 있는 식품 위주로 책을 구성하고 각 계절별 식품이 어떤 특징과 효과가 있는지를 최신 정보까지 포함해서 기재하였다.
　삶에서 음식이 얼마나 중요한지는 『동의보감』 서문에 잘 나타나 있다. "사람의 질병은 모두 섭생을 잘 조절하지 못해서 생기는 것이다. 그러므로 수양이 최선이고, 약물은 그 다음이다."
　질병은 오기 전에 식품이나 생활습관 등으로 예방하는 것이 가장 현명하다. 한국인 사망 원인 1위를 차지하고 있는 암이 생기는 원인은 나쁜 생활습관 때문이다. 고혈압이나 당뇨, 비만, 심장병, 중풍 등 수많은 생활습관병을 치료하고 예방하는 첫 순서는 다름 아닌 올바른 식이요법이다.

이 책에는 계절별 건강법과 계절별로 잘 걸리는 질환에 따른 치료법 그리고 건강하게 지낼 수 있는 생활습관을 제시하였다. 마지막에는 가정에서 마실 수 있는 한방차를 소개하였다. 물론 사람마다 다른 체질적인 특징도 고려하였다.

당신의 주치의는 바로 당신 자신이다. 당신과 가족 그리고 지인들의 건강을 위해서 이 책이 조금이나마 도움이 되었으면 하는 바람이다.

끝으로 이 책을 만드는 데 든든한 버팀목이 되어준 사랑하는 아내와 이 책이 세상에 빛을 보도록 도움을 주신 가림출판사 관계자분들 그리고 음으로 양으로 도움을 주신 분들께 진심으로 감사드린다.

2009년 6월
운제당에서 성산(誠山) 김 진 돈

차례

추천사 ● 7
책머리에 ● 8

원기를 회복시켜 몸을 건강하게 변화시켜주는 봄철 웰빙 식품

돌나물 ● 14 / 씀바귀 ● 17 / 냉이 ● 21
달래 ● 25 / 두릅 ● 29 / 마늘 ● 33
쑥갓 ● 39 / 칡뿌리 ● 43 / 딸기 ● 46
조기 ● 51 / 미꾸라지 ● 54 / 시금치 ● 57
미나리 ● 62

〈건강 상식〉 봄철 건강법과 웰빙 식품 ● 66

무기력함을 이기고 몸을 탄력 있게 해주는 여름철 웰빙 식품

고추 ● 80 / 부추 ● 84 / 상추 ● 88
생강 ● 92 / 오이 ● 96 / 토마토 ● 100
매실 ● 105 / 수박 ● 109 / 닭고기 ● 113
장어 ● 117 / 해삼 ● 122 / 감자 ● 125
가지 ● 130

〈건강 상식〉 여름철 건강법과 웰빙 식품 ● 134

식욕을 북돋아주고 피부를 예뻐지게 하는 가을철 웰빙 식품

당근 • 142 / 송이버섯 • 147 / 양파 • 152
인삼 • 156 / 토란 • 159 / 감 • 163
대추 • 166 / 오미자 • 170 / 고구마 • 173
무 • 178 / 배추 • 181 / 호두 • 183
사과 • 187
〈건강 상식〉 가을철 건강법과 웰빙 식품 • 190

건강하고 당당하게 추위를 이기게 하는 겨울철 웰빙 식품

마 • 202 / 우엉 • 205 / 콩 • 210
콩나물 • 214 / 팥 • 217 / 땅콩 • 221
밤 • 225 / 돼지고기 • 229 / 소고기 • 233
굴 • 236 / 명태 • 241 / 김 • 244 / 귤 • 247
〈건강 상식〉 겨울철 건강법과 웰빙 식품 • 252

| 플러스 정보 |

뇌를 건강하게 해주는 한방 약차 • 262
인체의 노화를 완화시키는 한방 약차 • 270
피로를 회복해주는 한방 약차 • 276

원기를 회복시켜
몸을 건강하게 변화시켜주는
봄철 웰빙 식품

돌나물
간경변에 효과적이고 피로회복에 좋다

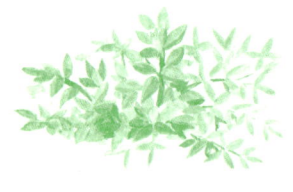

봄철의 웰빙 식품이며 석상채라고도 한다. 산기슭이나 들판이나 밭두렁에서 쉽게 발견할 수 있다.

봄철은 대자연의 기운이 소생하는 계절이다. 이때 인체도 봄 기운에 잘 적응하기 위하여 반응한다. 마음을 느긋하게 하고 긍정적인 생각을 해야 봄 기운에 상응할 수 있다.

제철 나물은 대자연의 기운을 받아 자란 덕에 향도 강하고 영양 성분도 매우 풍부하다. 돌나물은 여러해살이풀로 줄기를 길게 뻗으면서 마디마디에 뿌리가 내린다. 거기에서 튼실한 작은 잎이 무리지어 자라 나온다. 햇볕이 잘 드는 뜰 한구석에 심어

놓으면 번식력이 좋아서 더욱 잘 자란다. 봄부터 식용하기 쉽기 때문에 오래 전부터 사랑을 많이 받아왔다. 칼슘, 비타민 A, 비타민 C, 인산, 무기질 등 각종 영양소가 풍부하다.

한의학에서 보면 돌나물 말린 것은 해열과 해독작용이 뛰어나서 타박상에 좋다. 특히 돌나물 생즙은 간경변에도 효과적이고 피로를 풀어주는 데 도움이 된다. 비타민 A와 비타민 C 그리고 칼슘이 풍부해서 항암작용을 한다고 알려져 간암 치료제로도 이용된다. 손을 베었을 때 생즙을 찧어 상처 부위에 바르면 부기가 가라앉고 통증이 줄어든다. 이 외에도 피를 맑게 하고 살균과 소염작용이 뛰어나서 감염 등으로 종양이 생겼을 때나 피부가 빨갛게 부어올랐을 때 돌나물을 찧어 붙이면 화농을 예방할 수 있다.

민간요법으로는 식욕 부진을 개선하고 볼거리를 치료할 때 환부에 잎을 찧어 붙이면 좋다. 특히 줄기에서 나오는 즙은 화상을 입었거나 벌레 물렸을 때 바르면 효과가 뛰어나다.

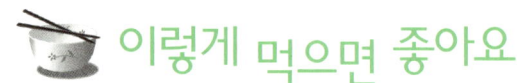 이렇게 먹으면 좋아요

새콤달콤한 돌나물 초무침이나 시원한 돌나물 물김치는 봄 기운을 한껏 만끽하게 해주는 웰빙 식품이다. 하지만 풋내가 많이 나므로 싱싱한 것을 골라서 으깨어지지 않게 조심해야 한다.

돌나물은 조직이 연하기 때문에 수돗물에 세게 씻으면 풋내가 나거나 멍들고 상하므로 그릇에 물을 받아 가볍게 씻는 것이 중요하다.

봄나물은 요리를 할 때 재료가 가진 본래의 향과 맛을 잃지 않도록 하고 양념도 가능한 한 적게 사용하여 본래 나물의 독특한 맛과 향을 살리는 것이 좋다.

돌나물 물김치에 배와 사과를 썰어서 넣으면 색과 향이 아주 좋다. 무를 채 썰어 넣어도 괜찮다.

모든 체질이 먹어도 무방하다.

씀바귀
암세포를 억제시켜주고 정상세포를 보호해준다

봄은 사계절 중 가장 활기가 넘치는 시기다. 그러나 봄에는 춘곤증으로 몸이 나른하고 입맛까지 떨어진다. 춘곤증은 겨울 동안의 영양 부실과 스트레스와 운동 부족 등으로 간장과 심장의 기운이 약해져서 신체가 봄 기운에 적응하지 못할 때 많이 발생한다. 이때 도움이 되는 음식은 쓴맛이 나는 봄나물이다.

쓴맛을 내는 최고의 나물은 바로 씀바귀다. 씀바귀는 상추과에 속하는 다년생풀로서 달래나 냉이와 함께 봄나물을 대표한다. 한의학에서는 고채(苦菜)라고 한다.

씀바귀는 신진대사를 활성화시켜준다. 씀바귀의 쓴맛을 내는 성분은 심장의 열을 내려주어 마음을 편하게 해준다. 특히 여름철에 맥주를 마시면 시원한 느낌이 들고 술을 빨리 깨는 것도 쓴맛이 강하기 때문이다.

　식욕이 없을 때나 몸살이 나거나 기침을 많이 할 때, 입이 쓰고 마르면서 소변 보기가 불편하고 소변에 피가 섞여 나올 때도 효과가 있다. 또한 배뇨 시에 아랫배에 찌르는 듯한 통증이 있거나 기침을 호소할 때에도 효과적이다.

　한의서에 의하면 씀바귀는 오장의 나쁜 기운과 미열로 생기는 한기를 풀어준다. 또한 마음과 정신을 맑게 해주며 부스럼이나 악창 등 피부병에도 좋다고 하였다. 그래서 씀바귀를 천정채(天淨菜)라 말하기도 한다.

　봄철에 씀바귀를 많이 먹으면 그해 여름에 더위를 타지 않는다는 말이 있을 정도로 약효가 탁월하다. 고기를 먹을 때 쑥갓이나 상추 등과 같이 먹으면 씁쓸한 맛이 소화에도 효과적이다.

　옛날 중국에서는 갓 태어난 아이에게 젖을 먹이기 전에 다섯 가지 경험을 하게 했다. 그 첫 번째는 식초 한 방울, 두 번째는 소금, 세 번째는 씀바귀의 흰 즙을 먹이는 것이다. 네 번째는 혀끝을 약간 상처내고 다섯 번째는 사탕을 핥아먹게 하는 것이다. 여기에는 음식의 다양한 맛을 통해 인생의 깊은 맛을 느끼라는 뜻이 담겨 있는 것 같다. 다시 말해 인생의 신맛, 짠맛, 쓴맛, 아픈 맛을 경험하고 잘 견디는 자만이 단맛을 맛볼 수 있음을 말하는 것으로 느껴진다.

씀바귀, 두릅, 냉이, 쑥갓, 도라지, 쑥, 돌미나리 등 봄철 나물류는 비타민과 무기질이 풍부해서 입맛을 돋우고 원기를 회복시키는 데 효과적이다. 그리고 소화기능을 촉진시켜 위와 장을 튼튼하게 해주고 간에 쌓인 독소를 제거해주며 정신과 혈액을 맑게 해주어 피로회복을 돕는다.

타박상이 있을 때 씀바귀를 달여 먹으면 효과가 있고 특히 종기 난 부위에 씀바귀즙을 발라주면 신통하게 낫는다.

최근에는 씀바귀가 성인병 예방에 탁월한 효과가 있는 것으로 알려졌다. 원광대 인체과학연구소에서 2년간 씀바귀의 성분을 연구한 결과에 의하면 씀바귀 추출물은 토코페롤에 비해 항산화 효과는 14배, 항박테리아 효과는 5배, 콜레스테롤 억제 효과는 7배에 달한다고 하였다. 즉 항암·항알레르기·항스트레스 효과가 좋은 것으로 나타났다. 이것은 항암작용, 면역기능, 항산화기능, 노화억제기능이 뛰어나다는 것이다.

성질이 차기 때문에 잠을 몰아내는 효과가 있다. 공부하는 수험생이나 스트레스를 많이 받는 직장인들이 섭취하기에 좋은 식품이다. 봄철이 되면 온몸이 나른한 사람이나 춘곤증 그리고 의욕 상실 등으로 고생하는 사람에게 효과적이다.

소양인이나 태양인이 먹으면 좋다.

TIP

이 점을 주의하세요

성질이 찬 만큼 몸이 약한 사람이나 설사를 자주 하는 사람은 과식하지 않도록 해야 한다.

냉이
피로회복과 고혈압, 숙취 해소에 좋다

성질이 차지도 않으며 따뜻하지도 않고 맛이 달며 추운 겨울에도 잘 죽지 않는다. 한의학에서는 제채(薺菜)라고 한다. 겨우내 부족했던 비타민을 보충해주기 좋은 식품이다.

입춘이 지나면 파릇한 봄 기운이 들판에 퍼져 나간다. 쑥과 냉이 그리고 씀바귀 같은 봄나물은 봄이 오면 논둑과 밭둑, 산비탈에서 따사로운 햇살을 지붕 삼아 한바탕 봄잔치를 마음껏 벌려 놓는다.

냉이는 대표적인 봄나물로 계심채, 청명초, 달력풀이라고도 한다. 겨자과에 속하며 논이나 밭둑 그리고 들판에서 잘 자란다.

냉이는 우리나라 전 지역에서 골고루 자라며 3월쯤 되면 잎이 시들기 전에 채취하여 잎과 뿌리를 식용한다.

냉이를 달력풀이라고 하는데, 그 연유가 재미있다. 초하루에서 보름까지 한 잎사귀씩 돋아나고 열엿새부터 그믐까지 한 잎사귀씩 지기 때문이다.

보통 황새냉이와 참냉이로 구분한다. 황새냉이는 잎사귀가 크고 뿌리가 작고 가늘다. 참냉이는 반대 경우에 해당된다.

주요 성분은 주로 수분이고 단백질, 회분, 칼슘, 비타민 A, 비타민 B, 비타민 C, 식이섬유 등으로 구성되어 있다. 냉이는 봄나물 가운데 다른 나물보다 특히 단백질과 칼슘과 철분이 풍부하다. 야생 채소로는 비타민 A와 비타민 C 그리고 식이섬유가 많은 편이다.

냉이는 단맛이 있기 때문에 몸이 허약한 사람이나 소화기능이 떨어지는 사람에게 좋은 봄나물이다.

냉이를 삶아서 죽이나 국을 끓여 먹으면 간과 오장(五臟)의 기능이 좋아지고 비위가 조화를 이루며 눈이 밝아진다고 한다. 냉이는 위와 장에 좋을 뿐 아니라 해독을 하는 기능까지 있다.

석명자(菥蓂子)라고 하는 냉이 씨앗 역시 냉이와 마찬가지로 오장의 부족한 것을 보완하고 눈을 밝게 해준다. 냉이 뿌리는 눈이 아픈 것을 치료해주는데 국으로 끓여 먹어도 좋고 절여 먹어도 맛있다.

한의학에서 냉이는 위궤양, 신장병, 치질, 고혈압, 생리불순 등에 응용된다. 몸이 허약해서 빈혈이나 생리불순이 있는 사람, 간 기능이 약해 피로를 잘 느끼는 사람에게 좋다. 특히 냉잇국은 숙취 해소에 아주 탁월하다.

TiP
이 점을 주의하세요

형상의학적으로 얼굴이 함몰된(특히 눈두덩이가 들어갔거나 턱이 나온 경우) 궐음형이나 몸이 차거나 손발이 찬 사람 혹은 결석이 있는 사람은 냉이로 만든 음식을 과식하지 않도록 한다. 특히 밀가루 음식과 먹으면 가슴이 답답해질 수 있다.

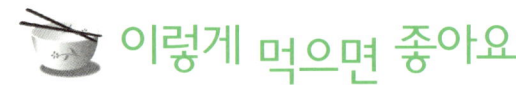 이렇게 먹으면 좋아요

냉이는 약용보다 식용으로 많이 이용된다. 해로운 성분이 없으므로 뜨거운 물에 헹굴 정도로만 씻어서 나물로 먹거나 찌개나 국으로 끓이면 향긋한 맛을 즐길 수 있다.

맛있는 냉이는 잎과 줄기가 작고 잔털이 적은 것이다. 뿌리가 곧으면서 하얀 것이 싱싱하다.

시원하고 개운한 맛과 향을 더 내기 위해서는 조개 등을 넣어서 국으로 끓이면 그만이다. 입맛이 떨어졌을 때 쌀뜨물에 조개를 넣고 된장과 고추장을 적절히 풀어 끓인 냉잇국은 입맛을 살려준다.

냉이는 모든 체질이 섭취해도 괜찮다.

달래
여성질환과 불면증에 좋다

봄철에는 달래를 권한다. 달래는 파처럼 독특한 향이 있지만 효능이 더 뛰어나다.

달래는 산산(山蒜)이라고도 하는데 산에서 나는 마늘이라는 의미다. 매운맛을 가진 여러해살이풀로 성질이 따뜻하고 매운맛이 있어 작은 마늘이라고 불렀다.

이른 봄이 되면 밭이나 논길, 야산 등에서 달래를 쉽게 만날 수 있다. 비타민이 종류대로 골고루 들어 있어서 겨우내 나른해진 몸의 신진대사를 활성화시켜 식욕을 돋워주고 봄의 생기를 주는 독특한 향을 뿜는다.

알뿌리가 클수록 매운맛이 강하며 독특한 향미로 입맛이 떨어질 때 미각을 살려준다.

　봄철에는 신진대사가 왕성해지면서 비타민 소모량이 겨울보다 최소한 3배 이상 증가한다. 이른 봄이 되면 각종 비타민과 영양소 부족 현상이 나타나는데 이를 보충하는 데는 달래가 그만이다.

　달래는 영양과 효능이 마늘과 비슷하고 강장효과가 있으며 잠을 잘 오게 하고 정력을 증진시키는 나물이다. 약간 쓴 듯한 쌉쌀한 맛이 나는 달래는 단백질, 비타민 A, 비타민 B_1, 비타민 B_2, 비타민 C, 니아신, 칼슘, 인 등이 많이 함유되어 있는 대표적인 알칼리성 식품으로 식욕부진을 개선하며 봄의 피로를 풀어주고 춘곤증을 이기게 한다. 마늘에 들어 있는 알리신이 함유되어 있고 무기질이 풍부하다.

　한의학에서는 달래가 적괴(積塊 : 암이나 종양 등)와 혈괴(血塊 : 부인과 계통의 종양이나 어혈, 암 덩어리 등)를 치료하는 약초로 알려져 있다.

　특히 장염과 위염, 위암에 좋고 불면증이 있을 때 달래를 먹으면 잠이 잘 오며 정력을 증강하고 스트레스를 해소하는 데도 아주 좋다. 또 생리가 고르지 못하거나 자궁기능의 이상으로 출혈 증세가 있는 부인과질환에 좋다. 이 외에도 신경안정작용과 살균작용을 하며 피부 탄력을 유지해주고 빈혈과 동맥경화에도 효과가 있다. 소화제나 가래를 삭이는 약으로도 탁월하다.

　입술이 터지거나 잇몸이 붓는 것을 치료해주며 피부 노화를 예방하고 저항력을 키워준다. 동맥경화를 예방하며 신진대사를 원활하게 하여 기력을 회복시키고 면역기능이 좋아지게 한다.

　형상의학적인 특징으로 살펴보면 손발이 유난히 찬 여성, 입술이 자주 트거나 마르는 여성, 입술 모양이 바르지 못하고 비뚤어진 여성 등은 선천적으로 자궁이 약하거나 혈이 부족하기에 생리불순이나 자궁출혈 등으로 고생하기 쉬운 체질이다. 이런 여성은 적극 섭취할 것을 권한다.

　벌레에 물렸을 때는 달래 뿌리와 줄기를 짓찧어서 환부에 붙이면 해독과 지혈이 되고 타박상이 있을 때는 밀가루에 반죽해서 붙이면 좋다.

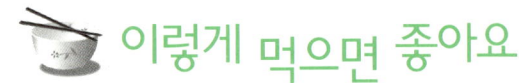 이렇게 먹으면 좋아요

달래를 손질할 때는 얇은 겉 껍질을 벗기고, 수염뿌리는 잘 씻어야 한다. 전이나 튀김, 볶음으로 만들어 먹으면 좋다. 연한 것은 양념해서 무치고 굵고 매운맛이 강한 것은 된장찌개에 넣어서 먹으면 봄향기를 느낄 수 있다.

열에 약한 것이 흠이다. 데치면 비타민 C의 60~70퍼센트가 파괴된다. 대신 날 것으로 먹으면 손실을 줄일 수 있다. 달래무침에 식초를 넣으면 비타민 C가 파괴되는 시간이 지연된다.

조리법이 아주 다양하다. 수염뿌리를 제거하고 다듬어서 물기를 뺀 다음 양념간장에 무친 달래무침은 봄철의 별미다. 달래를 씻어서 물기를 빼고 밀가루 반죽에 고추를 송송 썰어 넣고 간을 한 달래부침개는 비오는 날 먹으면 그만이다.

위염이나 위궤양이 있는 사람은 익혀 먹는 것이 좋다.

태양인이나 소음인에게 권한다. 봄나물 한 접시를 식탁에 올리는 것만으로도 봄철 나른함과 무기력을 떨쳐버릴 수 있을 것이다.

두릅
혈당강하와 다이어트에 좋다

산속에서 자란 두릅순의 신선한 향기는 삶에 찌든 현대인에게 청량제와 같다. 두릅은 영양이 풍부해서 산채의 왕으로 불리고 향기와 맛도 나물 중 최고라 할 만하다. 산기슭이나 골짜기에서 흔히 볼 수 있으며, 우리나라에서 자생하는 두릅은 10여 종이다. 보통 5월 전후로 갓 돋은 어린순을 먹는다. 자생하는 두릅은 4월에 채취한 것이 약효가 가장 좋으며 씨로도 양식 재배가 가능하다. 단기간에 생산하기 위해 뿌리를 꺾꽂이하는 경우가 많은데 요즘은 인공재배로 이른 봄부터 먹을 수 있다. 참으로 편리한 세상이다.

두릅의 상큼한 맛과 향은 나른한 봄철 입맛을 돋우는 데 최고이다.

한의학에서 두릅을 목두채(木頭菜)라고 하는데 성질이 차지도 않고 뜨겁지도 않고 독이 없다. 두릅나무과에 속하는 낙엽관목인 두릅나무의 여린 순은 이른 봄에 식용으로 채취한다.

한의학에서는 두릅나무의 껍질을 당뇨병 치료에 사용해 왔다. 또 잎과 뿌리와 열매는 위장기능을 튼튼하게 해주는 약재로 이용했다. 보통 당뇨병 환자는 혈당의 수치가 상당히 높고 지질대사의 이상으로 혈중지질도 높게 나오는 대사상의 특징이 있다. 여기에 두릅나물이 제격인데 사포닌 성분이 함유되어 있기 때문이다.

한 실험연구에 의하면 혈당강하효과를 가장 뚜렷하게 보이는 두릅은 4월에 채취한 것이며, 잎보다는 뿌리 껍질 부분이 혈당치를 낮춰주고 인슐린의 분비를 촉진시키는 물질이 있다고 한다.

한의학에 따르면 당뇨병 환자가 두릅을 먹으면 혈당치를 떨어뜨리고 허기를 면할 수 있다. 신장기능이 약하거나 신장질환으로 몸이 붓고 소변을 자주 보는 사람이 먹어도 도움이 된다.

두릅나무의 껍질은 당뇨병이나 신장염, 위궤양 등의 치료에 좋고 잎과 뿌리와 열매는 위를 튼튼하게 해주는 약제로 사용된다. 사포닌 성분이 들어 있기 때문에 혈액순환을 잘되게 하고 피로를 회복시켜주는 효능이 있다. 그러므로 기력이 부족하여 아침에 일어나는 것이 힘들거나 매사에 활력이 없는 사람이 먹으면 좋다. 온갖 스트레스에 시달리며 불안해 하고 정신적으로 긴장을 많이 하면서 생활하는 사무직이나 학생들이 섭취하면 머리가 맑아지고 편히 숙면을 할 수 있다. 평소에 신경쇠약이나 우울증을 겪는 사람이 섭취해도 도움이 된다.

두릅은 다른 채소에 비해 단백질이 아주 풍부하고, 사포닌, 철분, 회분이 주요 성분이다. 비타민 A와 비타민 C뿐만 아니라 칼슘과 식이섬유가 많기 때문에 다이어트에도 효과가 있다.

TIP
이 점을 주의하세요

너무 오래 데치면 질겨진다.

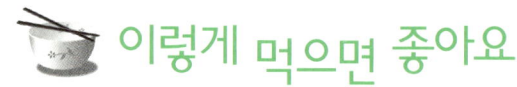 이렇게 먹으면 좋아요

향과 맛이 좋은 산 두릅은 새순이 벌어지지 않고 가지가 없으며 붉은 껍질이 붙어 있고 길이가 짧고 통통하다. 통통할수록 부드럽고 좋다.

두릅은 특유의 떫고 쓴맛이 있다. 소금물에 살짝 데쳐서 초고추장에 찍어 먹거나 무쳐 먹으면 입맛을 돋우는 데 그만이다. 보통 두릅회를 가장 많이 만들어 먹는다. 아랫부분은 칼집을 내어 잘 익도록 한다.

두릅전은 입맛을 잃은 사람에게 효과가 좋다. 전을 만들 때 파와 두릅을 넣으면 맛과 향을 더욱 잘 느낄 수 있다. 야생 두릅이 쓴맛이 강하고 냄새가 진하므로 좋다.

두릅은 모든 체질에 좋다.

마늘
강력한 항균작용을 하는 강장식품이다

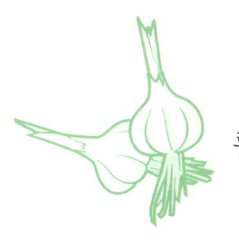
마늘은 백합과에 속하는 다년생 초본 식물로 파류에 속한다.

우리나라는 전국 각지에서 마늘이 재배된다. 마늘은 한국음식문화에서 대표적인 양념류이자 우리나라 사람이 좋아하는 대표적인 향신료이다. 프랑스나 중남미 지역의 여러 나라에서도 향신료로 애용하고 있다. 우리나라는 마늘을 약용보다는 식용으로 많이 이용하는데 주로 고기나 생선의 비린내를 없애고 음식맛을 돋우는 데 많이 사용한다.

성질이 아주 뜨겁고 매우므로 열이 많은 사람은 과식하지 않도록 조심해서 먹어야 한다.

마늘의 가장 큰 특징은 알리신이라는 단백질의 작용 때문에 독특하고 강한 냄새가 난다는 것이다. 알리신은 휘발성이어서 마늘을 먹으면 입이나 몸에서 냄새가 난다. 그래서 싫어하는 사람도 있지만 냄새의 주범인 알리신은 살균작용을 하는 유용한 성분이다. 마늘은 냄새만 빼면 백 가지의 이로움이 있다고 하여 일해백리(一害百利)로 일컬어진다.

마늘의 뛰어난 효능은 동서고금을 막론하고 인정해오고 있다. 기원전 2천 년쯤에 피라미드를 만드는 데 동원된 사람들이 마늘을 먹음으로써 체력을 보강하고 40도가 넘는 더위 속에서 일사병을 견디어냈다는 내용이 피라미드 내벽에 상형문자로 기록되어 있을 정도이다.

마늘은 고대 이집트 시대부터 줄곧 스태미너에 좋은 강장제로 알려져 있다. 또 고대 올림픽에 출전했던 선수나 검투사 그리고 군인들도 체력증진을 위해 마늘을 먹었으며 서양의 의성 히포크라테스는 마늘을 이뇨제나 근육이완제로 사용하거나 설사와 피부병 치료에 사용했다고 전한다.

한의학의 고전인 『동의보감』에 보면 마늘은 성질이 순하고 맛이 매워서 부스럼과 풍습(風濕 : 바람과 습기가 원인이 되어 생긴 병. 뼈마디가 아프고 켕기며 굽혔다 폈다 하기가 어렵다)을 없애주고 냉(冷)과 풍(風)을 몰아내며 비장을 튼튼하게 하고 위장을 따뜻하게 해준다. 또 복통과 구토, 변비, 설사를 치료해준다.

마늘은 성질이 따뜻해서 말초혈관을 확장시켜주기 때문에 손발이 차거나 아랫배가 찬 사람이 먹으면 효과가 아주 크다.

또한 위액의 분비와 혈액순환을 촉진하여 소화기능을 좋게 한다. 신체 면역기능을 강화하고 혈중 콜레스테롤 수치를 낮춰주는 역할을 하기 때문에 동맥경화에도 좋다. 또 종기(腫氣 : 부스럼)와 풍기(風氣 : 중추신경 계통에서 일어나는 현기증, 졸도, 경련 따위의 병증을 통틀어 일컫는다)를 예방한다.

해독작용을 히므로 간장의 기능을 강화시키는 데 널리 응용되고 있다. 특히 생마늘은 아연이 있어서 남성의 정력을 강화시키고 성기능을 북돋워주는 효능이 크다. 생마늘을 상복하면 성기능 감퇴를 예방할 수 있다. 앞에서 말한 알리신 성분은 또한 신진대사를 활발하게 하고 면역기능을 향상시키며 피로를 회복시켜준다.

마늘의 독특한 효능은 알리신과 스코르디닌이라는 성분 덕분이다. 알리신은 이질균이나 결핵균, 임균 등에 대한 강력한 살균작용을 하고 항바이러스 작용으로 유해물질을 배설시킨다.

한의서에 의하면 마늘은 항암작용과 강장작용을 한다. 또 정신안정과 혈압강하를 돕고 고혈압을 예방하며 한습을 제거해서 손발이 저리는 증상 등의 신경통을 치료하고 육식의 체증을 소화시켜주는 효능이 뛰어나다. 세균에 내성이 생기지 않기 때문에 반복해서 사용해도 효과가 있다.

마늘은 현대인의 고혈압, 심장질환, 뇌혈관질환 등의 예방에 효과가 좋다. 감기 예방과 치료뿐만 아니라 장의 세균성 전염병 등에도 비교적 효과가 있고 암을 예방한다. 전립선염과 방광염 치료에도 효과적인 것으로 보고되고 있다.

양계장에서는 산란율을 높이기 위해 닭 사료에 마늘 분말을 섞어서 먹이기도 한다. 폐경 후의 여성을 대상으로 마늘을 장기간 먹게 한 결과 월경을 다시 시작했다는 발표나 마늘을 먹인 쥐의 정자 수가 더 증가했다는 연구결과도 있다. 마늘의 효능이 입증된 셈이다.

마늘은 가열해서 먹어도 영양분이나 효능 면에서 날 것과 차이가 거의 없다. 익히거나 굽거나 꿀에 재워 먹으면 독성을 제거하고 더 맛있게 먹을 수 있다.

마늘은 수은뿐 아니라 유해 중금속까지 해독해준다. 특히 임산부에게 수은이 쌓이면 치명적이다. 여성이 남성보다 수은을 몸 밖으로 배출하는 속도가 느리다. 수은은 금속 중에서도 가장 독성이 강해서 뇌에 축적되면 중추신경계에 손상을 주고 생명까지 위협할 수 있다.

TIP

이 점을 주의하세요

몸에 열이 많거나 특히 눈이나 목 등에 염증이 자주 생기는 사람은 절제해야 한다.
생마늘을 갑자기 너무 많이 먹으면 설사를 하거나 위 점막이 자극되어 속이 쓰릴 수 있다. 마늘을 오랫동안 먹으면 피부가 붉게 변하거나 화끈거리며 심한 경우는 수포까지 생길 수 있으므로 적당량을 섭취해야 한다.

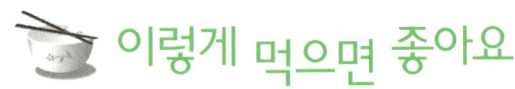 이렇게 먹으면 좋아요

혈액순환이 잘되지 않아 항상 손발이 차고 저혈압인 환자는 통마늘을 끓는 물에 15분 정도 삶아서 두 쪽 가량 매일 먹으면 효과적이다. 고기와 함께 마늘을 먹으면 단백질 소화가 더욱 잘되고 고기를 보관할 때 마늘을 같이 넣어두면 보관기간이 더 길어진다.

마늘을 먹은 뒤에 바로 우유를 마시면 단백질이 효소와 결합하므로 냄새가 줄어든다. 또는 녹차를 진하게 타서 한 잔 마시고 나서 양치질을 하면 냄새 제거에 효과적이다.

성인은 매일 마늘 두 쪽 정도를 꾸준히 섭취하면 좋다.
특히 소음인에게 좋다.

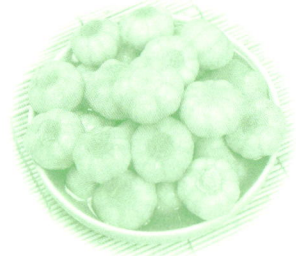

쑥갓

혈액을 맑게 하고 소화를 도와주며 변비에 좋다

쑥갓은 국화과의 한해살이풀로 성질이 차지도 않고 뜨겁지도 않으며 독특한 향기를 함유하고 있다. 지중해 연안이 원산지며 유럽에서는 식용으로 사용하지 않는다.

봄이 되면 나른한 몸에 생기를 불어넣어 주는 쑥갓의 신선함과 영양은 만점이다. 제철 식품을 섭취하는 것은 살아 있는 대자연의 기운을 흡수하는 것과 같다. 봄이나 여름, 겨울에 어린순이나 잎을 나물이나 쌈으로 먹으면 좋은데 특히 기름진 음식에서 맛볼 수 없는 담백함이 살아 있다.

쑥갓에는 녹색 야채가 갖고 있는 비타민 A, 비타민 C, 비타민 E, 비타민 K와 클로로필 등이 많이 함유되어 있어 혈액을 정화해주는 효과가 아주 크다. 클로로필은 변비 해결에도 도움을 준다.

쑥갓은 몸속 기의 순환을 촉진시켜 소화기관을 튼튼하게 해준다. 또 비타민 A와 비타민 C가 풍부하기 때문에 노화된 혈관을 튼튼하게 해준다. 칼륨과 마그네슘 함량이 많아서 모세혈관을 넓혀주기 때문에 혈압을 내려줌으로써 고혈압이나 동맥경화를 치료해주는 효과도 있다.

또한 비타민 A가 풍부해서 야맹증에 좋다. 다른 녹황색 채소에 비해서 무기질, 섬유질, 베타카로틴의 함량이 많다. 강한 항산화 성분인 베타카로틴은 체내에서 비타민 A로 전환되어 암이나 노화 그리고 생활습관병 등을 예방해준다. 또 피부와 점막 조직을 회복시켜주므로 피부 미용에 좋을 뿐 아니라 감기 등 호흡기질환을 예방해준다.

한편 어깨 결림과 신경통이 있을 때 말린 쑥갓 잎을 입욕제로 사용하면 효과가 있다.

쑥갓의 쓴맛을 내는 성분은 심장기능이 좋아지게 하여 혈액순환을 도와준다. 그러므로 심장이 약한 사람이 쑥갓을 먹으면 좋

TIP
이 점을 주의하세요

설사를 자주하는 사람은 절제해서 먹어야 한다.

다. 형상의학적으로 보면 입술이 작으면서 얇거나 턱 부위가 뾰족하거나 눈가에 주름이 많이 있거나 새가슴처럼 흉골이 앞으로 약간 튀어나온 사람 그리고 평소에 혓바늘이 자주 돋거나 혓바닥이 갈라지고 잘 붓는 사람, 피부색이 붉은 사람, 신경질을 잘 내고 조바심이 많아 입이 바짝 타는 사람이 그러하다.

이렇게 보관하세요

쑥갓은 조금만 건조하면 금방 시들어 버리므로 물을 뿌린 뒤 신문지나 한지에 싸서 냉장 보관한다. 좀 더 오래 보관하려면 소금물에 약간 데쳐서 물기를 제거한 뒤에 랩으로 싸서 냉동실에 보관한다.

이렇게 먹으면 좋아요

일상에서 쑥갓은 상추쌈과 같이 먹는데, 쑥갓의 상큼한 맛이 더욱 입맛을 돋워주기 때문이다. 양념장을 얹어 살살 무쳐 낸 쑥갓겉절이나 싱싱함과 고소함이 살아 있는 쑥갓튀김도 맛이 아주 특이하다.

조개탕을 먹기 전에 쑥갓을 살짝 얹으면 시각적인 효과와 더불어 영양의 균형을 이루게 해준다. 쑥갓의 향긋함이 조개의 시원함을 더해주고 영양학적으로 무기질이 부족한 조개에 쑥갓이 엽록소와 비타민류를 보충해주므로 금상첨화다. 한마디로 조개탕과 쑥갓은 궁합이 잘 맞는다. 조개쑥갓탕은 간장질환과 담석증이 있는 환자에게 좋다.

냄새를 싫어하는 사람이나 어린이를 위해서는 튀김 요리를 해주면 되는데 쑥갓을 튀김으로써 영양 손실도 줄일 수 있다.

먹으면 좋은 체질은 소음인이다.

칡뿌리

다이어트와 고혈압, 당뇨병에 효과가 있고 숙취 해소에 좋다

칡은 성질이 비교적 차고 맛은 맵고 달다.

우리나라 전국에 분포하며 당분과 섬유질, 무기질, 비타민이 골고루 들어 있다. 봄철 지면에서 막 올라온 새순의 맛과 향이 녹용과 비슷하다. 과거에 먹고 살기 힘들었을 때는 오래 묵은 칡뿌리를 전분이 많아 구황 식품으로 이용했다.

한의학에서는 칡뿌리를 갈근(葛根)이라고 한다. 칡뿌리는 열을 발산시키고 진액을 생성시키며 설사를 멎게 하므로 감기가 있거나 열이 나거나 오한이 들 때 사용하면 효과적이다. 또한 몸에 뭉친 열을 풀어주는 효과가 뛰어나므로 얼굴이 쉽게 달아오르거나 짜증을 잘 내는 사람에게 좋다. 가슴이 답답하고 갈증이 심하거나 감기 초기에 목 뒷부분이 뻣뻣해지는 증상 등을 없애주고 주독을 풀어주는 데도 아주 뛰어난 효과가 있다. 특히 열은 나는데 땀이 나지 않는 경우, 고혈압, 중풍, 비위 허약으로 인한 설사, 변비, 당뇨병, 이질, 협심증 등에 응용하는 좋은 치료제이자 해열작용이 뛰어난 식품이다.

최근 연구에 의하면 칡뿌리는 심장과 뇌혈관을 확장시키고 혈소판이 응고되는 것을 억제해주는 작용을 한다고 밝혀졌다. 특히 고혈압이나 관상동맥경화증에 효과가 있고 혈당의 수치를 내려주고 근육경련도 완화시킨다.

한의서에 보면 칼 등에 베었을 때 잎사귀를 으깨어 붙이면 피를 멈추게 하는 효능이 있다고 하였다.

칡차는 알코올을 분해하는 효과가 좋기 때문에 주독과 숙취를 풀어주는 데 좋다.

칡뿌리는 다이어트에 좋다. 공복감을 줄여주면서 과잉 영양 공급을 막아주고 체력을 보충해주기 때문에 체중을 감소시키는 데 응용되고 있다.

태음인에게 좋은 식품이다.

TIP

이 점을 주의하세요

감기 등으로 땀을 많이 흘리는 사람은 절제해야 한다.

딸기

비타민 C가 풍부하고
고혈압, 고지혈증에 좋다

노지에서 자라는 딸기는 주로 5월부터 초여름까지 나온다. 봄이면 유독 피부가 거칠어지면서 기미나 주근깨가 늘어나는 여성이 많다. 왜냐하면 자외선의 양은 많아지는 반면에 피부는 겨울 동안 저항력이 떨어져서 약해졌기 때문이다. 이때 사용할 수 있는 제철 식품이 딸기다.

딸기는 남미의 칠레가 원산지이며 우리가 생각하는 것보다 종류가 훨씬 다양하다.

비타민이 풍부한 딸기는 환한 봄 햇살에 나른해지는 몸을 깨우는 데 그만이다. 새콤달콤하고 상큼한 딸기는 보기만 해도 입안

46 원기를 회복시켜 몸을 건강하게 변화시켜주는 봄철 웰빙 식품

에 침이 저절로 고인다. 먹고 나면 텁텁함이 사라진다.

충치를 예방한다고도 알려졌는데 그것은 자일리톨 덕분이다. 자일리톨은 자작나무 수액의 정제 성분일 뿐만 아니라 채소와 과일에도 들어 있다. 특히 딸기에 많이 함유되어 있으므로 후식으로 딸기를 먹으면 충치 예방에 도움이 된다.

딸기에 설탕을 뿌려 먹으면 충치 예방효과가 떨어지고 비타민 B의 섭취가 줄어들고 유기산의 소모가 심해진다. 그러므로 날로 먹는 것이 좋다. 칼로리가 낮기 때문에 다이어트와 당뇨병에 좋다. 식이섬유소인 펙틴 성분이 많아 혈액 속의 콜레스테롤을 낮춰주기 때문에 고지혈증이나 고혈압 환자에게도 좋다.

한의학에서 복분자라고 부르는 딸기는 산에 자생하는 나무딸기의 열매를 말한다. 한의서에 보면 복분자는 신장의 기능을 강화하는 효과가 있어서 소변을 시원치 않게 보거나 몸이 허약하여 사타구니가 축축해지거나 정액이 흘러나오는 현상을 치료한다. 지나친 부부생활로 허리와 무릎이 아프거나 시리고 다리에 힘이 없어지면서 발기력이 떨어지는 사람에게도 좋다. 눈을 밝게 해주고 피부가 고와지며 여성의 불임증에도 좋다.

딸기는 해열과 가래를 삭이는 효능이 있기에 감기 시 나타나는 기침이나 고열에 좋다. 간기능 회복과 신경통에도 효과가 있다.

과일 가운데 비타민 C 함유량이 가장 높아서 비타민 C의 여왕이라 한다. 사과의 10배, 귤의 1.5배에 이르는 비타민 C를 함유하고 있다. 비타민 C는 신진대사를 활성화시켜 피로회복과 스트레스 해소를 도와주고 면역력을 향상시켜준다.

　딸기에는 멜라닌 색소가 생성되는 것을 억제하여 얼굴을 하얗게 해주는 성분이 들어 있다. 딸기의 라이코펜 성분은 항암효과를 발휘하고 안토시아닌은 암을 예방한다.

　딸기는 콜레스테롤이 산화되는 것을 막아 심장병이나 동맥경화증을 예방하고 세포와 혈관을 튼튼하게 해서 노화를 지연한다. 또한 비타민 C와 비타민 E 그리고 당분과 베타카로틴 등을 함유하고 있어 기미와 주근깨가 생기는 것을 예방해준다. 특히 당분과 구연산이 많아서 피로회복과 피부 미용에 탁월하다.

　딸기의 안토시아닌은 로돕신의 재합성을 도와 시력을 보호하므로 공부하는 학생, 컴퓨터 작업을 많이 하는 직장인, 골퍼들이 수시로 딸기를 먹으면 도움이 된다.

TIP

이 점을 주의하세요

어린아이가 너무 많이 먹으면 밤에 소변을 지릴 수도 있다.

이렇게 보관하세요

딸기는 꼭지를 떼지 않고 보관해야 쉽게 마르지 않고 싱싱한 맛을 유지할 수 있다.

이렇게 먹으면 좋아요

딸기 주스를 만들 때 우유를 넣으면 딸기의 비타민 C와 유기산이 우유에 들어 있는 칼슘의 흡수를 도와주므로 이 둘은 찰떡궁합이다.
싱싱하고 맛 좋은 딸기는 전체적으로 윤기가 나고 매끈하며 색깔이 고우면서 꼭지 부위까지 붉은 빛이 골고루 퍼져 있다. 또한 풍만하면서도 잎이 파릇파릇하다. 너무 지나치게 크면 맛이 덜하고 적당히 커야 맛과 향이 좋다.
딸기는 30초 이내로 물에 살짝 담가야 조직이 물러지지 않고 비타민 C가 덜 빠져나간다. 그러므로 오랫동안 물에 담가두는 것은 좋지 않다. 비타민이나 단맛이 빠져나가지 않도록 꼭지를 따지 않은 상태에서 흐르는 물에 두세 번 씻는 것이 바람직하다. 농약이 그대로 묻어 있을 수 있으므로 소금이나 식초물로 깨끗이 씻어 먹어야 한다.
딸기는 소양인에게 좋은 식품이다.

조기(굴비)
위장기능을 좋게 해주고 기운을 돋워준다

곡우(4월 20일)는 봄철의 마지막 절기다.

이맘때면 흑산도 근해에서 겨울을 보낸 조기들이 북상하는데, 이때 잡히는 조기는 살이 통통하고 맛도 아주 좋다. 그래서 이 시기에 잡힌 조기를 '곡우살이'라 부른다.

이때 잡히는 조기는 그다지 몸집이 크지 않지만 육질이 담백하고 연해서 수라상에 매년 진상되었다고 한다. 하지만 곡우가 지나 산란기가 지난 조기는 육질도 떨어지고 맛도 떨어진다.

조기는 성질이 따뜻하고 맛이 달면서 독성이 없다.

조기의 머릿속에는 은황색의 돌이 2개 박혀 있기에 석수어(石首魚)라고 부르기도 한다. 아주 작은 이 돌맹이가 결석을 풀어주는 데 도움이 된다.

　조기는 성분이 따뜻해서 위장기능을 강하게 해주고 만성적인 설사나 식욕부진을 치료하고 기운을 북돋아준다. 특히 허약자나 안과질환이 있거나 밤눈이 어둡고 침침한 사람에게 조기를 권한다. 왜냐하면 비타민 A와 비타민 D가 풍부하기 때문이다.

　허약자나 노인들이 기력이 없을 때 조기국물 등을 먹으면 원기가 빨리 회복되고 피로가 풀어진다. 철분뿐만 아니라 양질의 단백질과 무기질, 비타민 등이 아주 풍부하게 골고루 함유되어 있기 때문이다. 그래서 조기(助氣 : 기운을 도와준다는 의미)라는 별명이 생겨났다고 한다. 한마디로 조기는 다양한 영양소 덕분에 체력이 떨어진 사람의 원기 회복과 어린이 성장과 발육에 좋은 생선이다.

　한의서인 『동의보감』 등을 살펴보면 조기는 성질이 뜨겁지도 차지도 않다고 한다. 또한 맛이 달고 독성이 전혀 없다. 위장기능을 좋게 해주기 때문에 소화불량과 신경성 위장질환 등에 좋고 헛배가 부르면서 배가 답답한 증상이나 복창(腹脹 : 수분대사가 원활하지 못하여 복부가 붓는 증상), 갑작스런 이질, 설사 등의 증상을 치료해준다. 순채와 같이 국을 끓여 먹으면 더욱 식욕을 돋워주고 기력을 보해준다.

　조기에 관한 일화는 여러 가지가 있는데 '조기만도 못한 놈'이란 조기에 대한 재미있는 일화 하나를 소개해보면 다음과 같다.

　조기는 보통 흑산도 근처에서 겨울을 보내고 나서 산란을 위해

연평도로 북상한다. 그런데 곡우쯤이면 법성포 앞바다에 약속이나 한 듯 조기가 나타난다. 그래서 약속을 못 지키는 사람을 두고 이런 말을 주위에서 하던 기억이 있다.

굴비하면 법성포 굴비를 알아준다. 법성포의 천혜의 기후 조건 때문인 것 같다. 봄에서 여름까지 불어오는 편서풍으로 낮에는 건조하고 밤에는 습도가 높아져서 법성포만의 굴비가 만들어지는 것이 아닐까.

먹으면 좋은 체질은 소음인이다.

TIP
이 점을 주의하세요

몸에 열이 많아서 종기가 잘 생기는 사람, 변비가 심한 사람은 적당히 먹어야 한다. 증상이 더 심해질 수도 있기 때문이다.

미꾸라지
원기를 보해주는
고단백 스태미너 식품이다

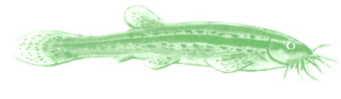

성질이 따뜻하고 맛이 달다.

더위가 가실 때쯤 원기를 채워주는 최고의 보양 식품인 미꾸라지는 여름철에서 초가을에 먹어야 맛을 제대로 느낄 수 있다.

미꾸라지는 겨울에는 곰이나 개구리처럼 겨울잠을 잔다. 이때는 먹이를 잘 먹지 않아서 기름기가 부족하여 맛도 떨어지게 마련이다.

한의서에 보면 추어는 원기를 돋워주고 뱃속을 따뜻하게 해주며 비위를 보해주고 설사를 멈추게 해준다. 또 숙취 해소에도 좋고 발기부전에 효과가 있어서 남성의 스태미너에도 좋다.

선조들은 무더위에 몸이 허약할 때, 입맛이 떨어질 때, 무기력할 때 미꾸라지를 어죽이나 탕으로 섭취하여 기력을 찾았던 것 같다.

미꾸라지는 스태미너를 높이고 체내 효소의 활성화에 도움이 되는 식품이다. 무기질이 풍부하고 뱀장어보다 칼슘은 4배, 철은 8배 가량 더 많이 함유하고 있다.

소화흡수가 잘되는 양질의 단백질이 풍부하고 불포화지방산이 많다. 또 비타민 A, 비타민 B_2, 비타민 D는 물론 칼슘 등 각종 무기질이 많은 영양만점 식품이다. 소화기능에 크게 영향을 주지 않기 때문에 허약자나 노인, 성장하는 어린이 영양식으로도 좋다.

비타민 A와 비타민 D는 특히 알과 난소에 많이 함유되어 있다. 영양을 고려한다면 내장까지 전체를 같이 끓여서 먹는 것이 효과적이다.

장어나 미꾸라지는 꼬리를 이용하여 진흙 속을 뚫고 앞으로 나아가는 기운을 가지고 있다. 그래서 사람들이 스태미너에 좋다는 생각을 하나보다.

미꾸라지의 미끈미끈한 점액질에는 디스토마 같은 세균이 번식하기 쉽다. 그러므로 반드시 살아 있는 미꾸라지로 요리해야 한다. 미끈거리는 점액질은 미꾸라지의 몸을 마르지 않게 유지하는 데 큰 역할을 한다.

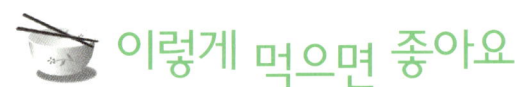 이렇게 먹으면 좋아요

아마도 전국에서 추어탕이 유명한 곳은 전라도 남원이 아닐까. 지금도 남원에 추어탕집이 많은 것을 보면 춘향골 남원이 추어탕의 고장인 것 같다.

내가 사는 동네에도 춘향골 남원 추어탕집이 있는데 문전성시를 이룬다. 특히 비 오는 날 지인들과 함께 추어 정식을 먹노라면 세상 부러울 것이 없을 정도로 속이 든든하고 맛이 있다. 체력이 좋아지는 느낌도 든다. 추어튀김 또는 미나리와 부추, 양파와 같은 채소를 곁들인 추어무침은 군침을 돌게 하고 식욕을 돋워주며 색다른 맛을 제공한다.

특이한 냄새를 내는 산초는 소화기능을 촉진하고 비린내를 없애준다. 이 외에도 위장을 튼튼하게 해주면서 이뇨작용을 하는 등 신진대사를 도와주는 효과가 있다. 그래서 추어탕집을 가보면 항상 산초가루가 준비되어 있다.

추어탕을 끓일 때는 미꾸라지를 잘 씻는 것이 중요하다. 굵은 소금으로 미끈거리는 점액질을 깨끗하게 잘 씻어내고 내장 속 물질이 잘 나오게 해야 한다.

먹으면 좋은 체질은 소음인과 태음인이다.

시금치
항산화작용을 하고 뇌혈관질환 등에 좋다

성질이 차고 맛은 달면서 향기가 있다.

초겨울에서 이른 봄이 제철이다. 풍부한 영양에 저렴한 가격으로 먹을 수 있는 식품이다. 남쪽 바다의 바람을 받고 자란 노지 시금치가 훨씬 달다.

시금치는 녹황색 채소의 대표이다. 베타카로틴이 풍부하여 활성산소를 제거해준다. 또한 황색 색소인 루테인과 제아잔틴이라는 성분이 많이 함유되어 있기에 녹내장이나 백내장 발생 위험을 낮춰주고, 황반변성을 예방해주고 치료하는 데 효과적이다. 또 눈의 노화를 차단한다.

실례로 2007년 미국의학협회의 '카로티노이드, 비타민 A와 비타민 C 그리고 비타민 E 섭취와 황반변성 관계 연구'에 따르면 최근 들어 노인성 안질환을 예방하는 영양소로 각광받고 있는 성분이 바로 시금치의 루테인이다. 노인들의 식생활을 조사한 논문에 따르면 루테인 섭취가 많은 그룹은 가장 적은 그룹에 비해서 황반변성 발병률이 35퍼센트나 낮았다.

또 다른 연구에 의하면 루테인 섭취가 많으면 백내장 발병률이 낮은 것으로 나타났다. 백내장 발병률을 낮추는 가장 효과적인 루테인 함유 식품으로는 시금치를 꼽았다. 대부분의 녹황색 채소들이 루테인과 제아잔틴 성분을 가지고 있지만, 시금치가 월등히 많은 양을 포함하고 있다.

시금치의 기능은 두 가지가 있다. 첫 번째는 필터기능이다. 자외선을 보호하기 위해서 선글라스를 쓰듯이 일종의 먹는 선글라스와 같은 역할을 하는 것이다. 두 번째는 항산화 작용을 하여 대사과정 중에 생기는 활성산소를 제거함으로써 세포와 눈을 보호하는 기능이다(KBS 1 〈생로병사의 비밀〉 방영).

황반변성증이 있으면 초기에는 시야가 뿌옇게 되고 시력이 떨어진다. 심하면 눈앞에 검은 그림자가 어리고 날파리가 날아다니는 듯한 증상이 생긴다. 더 악화되면 실명할 수도 있다.

녹황색 채소는 혈액 내 호모시스테인의 농도를 낮춰주는 엽산이 풍부한데 시금치는 그 함량이 풋고추나 상추, 미나리, 깻잎보다 훨씬 많다. 엽산은 신경을 안정시켜주어 불안증, 초조, 불면증을 치료해준다.

여기서 잠시 호모시스테인에 대해 알아보자. 호모시스테인은 육류 등에 들어 있는 아미노산을 분해하는 과정에서 생겨나는 독성물질로 혈관 건강을 위협하는 인자 중 하나이다. 호모시스테인은 혈관을 손상시키고 혈전을 만들기 때문에 동맥경화의 발생률을 높인다. 또한 각종 치매에 걸릴 위험성을 증가시킨다. 그러므로 엽산을 많이 함유하고 있는 시금치를 수시로 먹어 혈액을 정화시킴으로써 호모시스테인의 농도를 낮춰야 한다.

시금치는 비타민과 무기질, 섬유질을 골고루 함유하고 있다. 특히 비타민 A가 풍부해서 암과 동맥경화 예방에 좋다. 비타민 C 역시 아주 풍부해서 피부와 모발을 건강하게 하고 시력 유지에 효과적이며 각종 암 특히 폐암 예방에 좋다. 이 외에도 뼈와 골격 형성에 중요한 칼륨과 철분이 들어 있다. 철분은 빈혈에 좋고 에너지를 공급해주는 윤활유 역할을 한다. 부족하면 식욕부진과 빈혈을 유발하고 피로를 잘 느끼게 한다. 또 공부하는 아이는 주의력과 기억력이 떨어지게 한다. 특히 허약 체질이나 성장기 어린이, 산모와 임신부에게 좋다.

과거에는 시금치를 많이 섭취하면 결석이 생긴다는 설이 있어 꺼리는 사람이 있었다. 실제로 시금치에는 수산이라는 성분이 있는데 이것이 몸속의 칼슘과 결합하면 요로결석이 생길 수 있기 때문이다. 하지만 하루 세 끼 모두 최소 500~1,000그램씩 시금치를 수개월간 섭취해야 그런 일이 생긴다. 그러므로 전혀 걱정할 필요가 없다.

더군다나 시금치를 끓는 물에 데쳐서 먹으면 수산의 함량이 현저히 줄어들기 때문에 요로결석 발생은 불가능하다. 국으로 먹거나 끓는 물에 데쳐 사용하면 상관이 없다. 나물로 무칠 때 참깨와 참기름을 넣으면 시금치에 부족한 영양분 보충과 결석 예방효과도 있다. 참깨는 결석을 방지해주는 리신을 많이 함유하고 있다.

이렇게 보관하세요

시금치는 잎 표면부터 수분이 증발하므로 젖은 신문지에 싸서 비닐 봉지에 담아 냉장 보관한다.

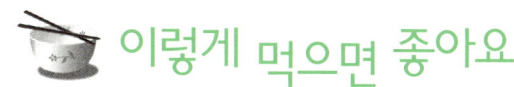 이렇게 먹으면 좋아요

영양이 풍부한 시금치는 시금치국, 시금치된장국, 시금치나물, 시금치샐러드 등 다양한 요리로 응용된다.

좋은 시금치는 잎이 싱싱하며 뾰족한 침이 있고 선명한 녹색에 누런 잎이 없는 것이다. 시금치에 소금을 많이 뿌리면 시금치에 있는 많은 칼륨과 나트륨이 제 구실을 못 하므로 유의해야 한다.

시금치에 풍부한 베타카로틴은 기름에 20초 정도 짧게 볶아 먹으면 흡수율이 훨씬 높다.

먹으면 좋은 체질은 소양인과 태양인이다.

미나리
통풍을 예방하고 신진대사를 촉진한다

성질이 아주 찬 편이다. 미나리는 비타민이 매우 풍부한 알칼리성 식품이다.

한의서에 보면 미나리는 성질이 아주 차기 때문에 갈증을 풀어주고 음주 후의 주독으로 인한 열독을 풀어주며 머리를 맑게 해준다. 이 외에도 대장과 소장의 활동을 원활하게 해주는 등 신진대사를 촉진하는 효능이 있기 때문에 설사나 변비에도 좋다. 어린아이들의 고열을 내려주고 머리가 항상 아픈 증상이 있거나 부스럼이 났을 때도 효과가 있다. 간기능을 좋게 하고 급성과 만성간염으로 생긴 황달에도 효과가 있다.

한의서에 보면 소변이 시원치 않을 때나 열이 나고 가슴이 답답하며 입이 마를 때 물미나리를 먹으면 증상을 개선할 수 있다. 하지만 고혈압이 있거나 귀나 턱 아래에 몽우리가 생기는 임파선염이 있을 때는 돌미나리를 사용해야 효과가 뛰어나다. 어혈(瘀血 : 타박상 따위로 살 속에 피가 맺히는 것)로 소변이 뿌옇게 나올 때도 그러하다.

특히 황사로 인후염이 생기고 편도선이 붓거나 고열 감기가 찾아온다면 미나리가 제격이다. 미나리는 입맛을 돋우며 신진대사를 촉진해준다. 또한 혈압을 낮추고 몸속의 열을 없애주며 구토와 변비 그리고 갈증을 완화하는 효과가 있다. 엽록소가 풍부해 간의 독소를 제거하고 폐에 쌓인 노폐물을 제거해주는 자정작용도 뛰어나다.

요산을 적게 만들고 퓨린 함량이 낮으면서 칼슘 함량이 높은 식품이 통풍 예방에 좋은 치료제가 되는데, 그것으로서 안성맞춤이 다름 아닌 미나리다.

미나리에는 통풍 예방에 좋은 수분과 칼슘, 칼륨이 풍부하다. 수분은 요산의 배출을 용이하게 도와주고 소변을 희석하기 때문에 결석이 생기는 것을 방지해주고 칼슘과 칼륨은 통풍을 유발시키는 고혈압을 막아준다.

TIP
이 점을 주의하세요

성질이 차기에 몸이 차고 소화기관이 약한 사람이 먹으면 설사를 할 수 있으므로 주의해야 한다. 또 비위가 약해서 대변이 묽은 사람도 절제해야 한다.

이렇게 먹으면 좋아요

복어탕을 끓일 때 미나리가 빠지지 않는 것은 복어의 독성을 약하게 하고 중금속 등 각종 독소를 제거하기 때문이다. 하지만 복어탕에 넣는 미나리의 양은 복어독에 비하면 역부족이다.

실제로 복어탕에 미나리를 많이 넣는 이유는 해독보다는 복어에 부족한 단백질, 비타민 C, 칼륨 등을 보충하면서 담백한 맛에 조화를 이루기 위해서다. 미나리는 각종 탕 종류의 비린내를 없애주면서 시원한 맛과 향을 내는 데 최고다. 또 비타민 A, 비타민 B_1, 비타민 B_2, 비타민 C도 풍부하다. 이 외에도 단백질이나 칼슘, 인, 철분 등 무기질도 많이 함유하고 있는 고알칼리성 식품이다.

참고로 미나리 뿌리도 향기가 있으며 영양분이 많다. 그러므로 김치나 나물, 전 등으로 해먹으면 시원한 맛을 느낄 수 있다.

민간요법에서는 간장이 안 좋을 때 미나리와 당근을 같이 갈아서 먹으면 효과가 있다고 하였다. 이는 미나리의 찬 성질이 몸속의 열을 내려주고 갈증을 멈추게 해주며 소변 배출을 용이하게 하여 간기능을 호전시키기 때문이다. 하지만 여기에서 중요한 것은 간질환을 예방하는 차원에서 미나리를 먹어야 한다는 점이다.

먹으면 좋은 체질은 소음인이다.

건강상식

봄철 건강법과 웰빙 식품

한의학에서는 봄 석 달을 발진(發陳)이라 하여 천지가 생동하고 만물이 영화한다고 한다. 이때는 겨우내 잃었던 원기를 회복하고 몸의 전반적인 기혈순환을 강화시켜야 할 시기다.

봄의 계절적인 특성과 그에 따른 건강법

봄은 자연만물이 생동하는 기운이 강한 계절이다. 이 자연환경의 변화에 잘 적응하지 못하면 나른해지기 쉽다.

날씨가 따뜻해지면 체내 신진대사도 그만큼 빨라지면서 각종 영양소가 소모되기 마련이다. 특히 봄철에는 다른 계절에 비해 비타민이 최소한 3배 이상 더 필요하다.

봄철에는 체온이 오르는 것을 막기 위해 피부혈관이 확장되는데 이때 피부 쪽으로 혈액이 몰리면서 몸에 열이 나고 내장기능이 약해진다. 입맛도 떨어지고 쉽게 피곤해진다.

봄철에는 입맛을 돋워서 체내 신진대사를 촉진하고 몸이 허약해서 열이 나지 않도록 해야 한다.

봄나물은 약간 쓴맛을 내는데 화와 열을 내려주고 습(濕)을 제거해주며 입맛을 돋워주는 효과가 있다. 체내에 습이 쌓이면 소화가 잘 안 되고 답답하며 몸이 천근만근 무거워지고 나른해진다. 또한 얼굴이나 손이 붓고 관절을 움직이기가 불편해지기도 한다. 이때는 씀바귀, 돌나물, 냉이, 달래 같은 봄나물을 많이 먹는 것이 좋다.

봄철은 기가 부족하고 습이 많은 계절이다. 삼계탕, 인삼차, 황기차, 닭고기 등으로 기를 보강하는 것이 좋다.

아침을 든든하게 먹고 저녁은 가볍게 먹어서 위장장애가 생기지 않도록 주의한다.

밤에 일찍 잠자리에 들고 아침에 일찍 일어나서 천천히 산책을 하면서 뜰을 거닌다.

매사에 긍정적인 사고를 갖고 하고 싶은 말은 가슴에 담아두지 말고 이야기하여 푸는 것이 좋다. 이것이 봄 기운에 호응하는 양생법이다. 이를 따르지 않으면 간이 상하고 여름에 철이 아닌 추위를 겪게 되어 성장이 둔화된다.

봄은 춘곤증이 오는 계절이다

봄이 되면 식물들이 싹을 틔우고 겨울잠을 자던 동물들이 깨어난다. 추운 겨우내 몸을 움츠렸던 사람도 봄 기운을 받아 인체세포 활동을 촉진시키므로 신진대사가 원활해지면서 인체의 활동력이 증대된다. 이럴 때 몸과 마음이 활동적인 기운을 감당하지 못하면 피로상태가 된다. 이는 양기가 올라야 하는 계절인데 양기가 올라오지 못하기 때문에 나타나는 현상이다.

춘곤증의 원인은 선천적으로 타고난 체질적 요인이 있거나 추운 겨울 동안의 영양 부실과 평소의 수면 부족 등과 같은 육체적인 것 또한 스트레스, 의욕 상실 등의 정신적인 것 그리고 운동 부족 등이 있다. 대개 비위기능이 약하거나 몸속에 축적된 병적인 체액이 많은 사람에게 많이 나타난다. 또 비장의 기운이 약할 때 춘곤증이 온다.

증상은 아침 기상 시 머리가 맑지 못하고 무거운 느낌이 든다. 권태감도 느껴지고 밥을 먹고 나면 자주 졸리며 별로 힘든 일도 하지 않았는데 쉽게 피로를 느낀다. 식욕이 떨어지고 피부도 거칠어지면서 검어진다. 뚜렷한 이상이 없는데도 일과에서 흥미와 의욕이 떨어진다. 또한 몸이 나른한 상태로 땅속에 가라앉는 느낌이 든다.

🍓 춘곤증은 개인에 따라 증상이 다르며, 개인의 정기에 따라 경중이 다르다

춘곤증을 이기려면 평소에 적당한 수면과 고른 영양 섭취와 긍정적인 사고를 해야 한다. 가벼운 목욕이나 밝은 마음가짐, 규칙적인 운동과 따뜻한 샤워도 유익하다. 특히 질병 후 허약자나 노인, 어린이들은 춘곤증에 시달리기 쉬우므로 적절한 치료를 해야 한다.

🍓 원인과 체질을 구분해서 치료를 해야 한다

기가 부족한 사람은 기를 보충해줌으로써 치료를 해준다.

처방은 삼출탕이나 승양보기탕 등을 형상과 체질에 따라 사용한다.

봄은 비위가 약해지는 계절인데, 비기가 약한 사람에게 춘곤증이 잘 온다. 이러한 경우에는 보중익기탕이나 생맥산을 가미해서 응용한다. 또한 삼출탕이나 향사육군자탕, 익위승양탕 등을 복용하면 좋다.

비장의 운행기능이 떨어지면 삼출건비탕이나 이진탕에 창출, 백출, 천궁, 산사육 등을 가미해 사용하기도 한다. 보통은 삼출건비탕이나 이진탕가미방을 체질과 생김새에 따라 응용한다.

정기가 부족하여 원기가 허약한 경우는 원기를 보강해야 한다. 이때는 육미지황탕이나 신기환, 육미에 보중익기탕을 합방해서 체질에 따라 응용한다.

양기가 올라야 하는 계절인데 양기가 올라오지 못한 경우는 양기를 보충해주어야 한다. 이때는 삼출탕이나 승양보기탕, 향사육군자탕, 익위승양탕 등을 형상과 증상에 따라 가미해주면 좋다.

🍅 피로 증상에 따라 다르게 보강한다

피로하여 얼굴에 혈색이 없으면서 어지러움이나 빈혈 증세가 있고 맥이 허한 경우에는 혈을 보해주는 약재를 쓴다.

피로로 얼굴이 초췌해지고, 기운이 없으며, 식사 후 배가 더 부룩하고 대변이 무르면서 시원치 않을 때는 비장의 운행 기능을 보강해준다.

　피로로 머리가 어지럽고, 양쪽 눈이 건조하면서 따갑거나, 옆구리가 약간 결리고, 잠이 많으나 깊은 잠을 자지 못하고 관절이 부드럽지 못하거나 뻣뻣해지면 간혈(肝血 : 간장이 소장하는 혈액)을 보강해준다.

　피로 때문에 팔다리가 차가워지며 추위를 잘 타게 되거나, 소변을 자주 보거나 참지 못하며, 허리와 무릎이 시리고 아프거나 설사를 하거나 정력이 저하되고 가슴이 뛰거나 팔다리가 붓는 경우는 신양(腎陽 : 신장의 생리기능의 동력)을 보충한다.

　피로로 신수(腎水 : 신장의 진액)가 부족하여 귀에서 소리가 나고 허리가 뻐근할 때는 신수를 보해준다.

 봄에 나는 채소를 많이 섭취한다

　들깨, 돌나물, 미나리, 시금치, 쑥, 달래, 냉이, 씀바귀, 딸기 등을 많이 먹는다. 봄철 식품은 대자연의 기운을 많이 간직하고 있으므로 새로운 활력소를 제공하며 입맛을 돋우고 피로를 풀어주는 작용을 한다.

 봄철 건강에 도움이 되는 생활습관

　일정 시간에 기상하여 가벼운 산책이나 조깅, 수영, 배드민턴 등의 유산소 운동을 가볍게 20~30분씩 하면 활력소가 된다. 사무실에서는 가벼운 맨손체조만 해도 무기력증을 극복하는 데 도움이 된다. 항상 긍정적인 사고와 충분한 수면, 운동을 하고 카페인이 들어 있는 음료수나 술, 담배, 인스턴트 음식은 되도록 삼가는 것이 좋다.

 봄철 주의해야 할 불청객 황사

황사는 봄철이면 어김없이 찾아오는 불청객이다.

건조한 지표면에서 강한 바람이 불면 연중 어느 때나 발생할 수 있다. 보통 아주 건조한 사막이나 반사막에서 날아오는 황사는 발원지에서 약 1,000~1,500킬로미터를 남동쪽으로 이동한다. 2~4일 정도면 우리나라까지 온다.

황사는 발원지에서 연중 60~120일 동안이나 심각한 피해를 주기도 한다. 이전에는 토양 성분인 철, 운모, 석영, 장석, 고령토, 알루미늄 등이 황사에 들어 있었다. 그러나 급속하게 공업화가 진행되는 중국을 황사가 통과하면서 각종 오염물질이 함께 섞이게 되었다. 최근에는 카드뮴, 납, 니켈, 망간 등의 농도가 30배나 증가하여 건강에 해를 끼치고 있는 실정이다.

 황사로 발생하는 질환

황사 기간에는 평상시보다 3배 가량 더 많은 먼지를 마시기 때문에 눈병과 호흡기질환 그리고 알레르기질환에 신경을 써야 한다. 황사가 심한 기간에는 기관지 천식이나 기관지염, 비염 등의 질병이 급격히 증가한다. 이때 노인이나 유아와 소아는 각별히 건강에 유의해야 한다. 이 시기에는 목이 따갑거나 가벼운 기침과 가래가 동반될 수 있으며 심한 경우 편도선이 붓고 호흡곤란에 빠지게 된다. 특히 2.5마이크로미터 이하의 작은 입자들은 폐 깊숙이 흡입되어 각종 호흡기질환을 유발시킬 수 있다. 발작적으로 기침이 나면서 호흡곤란이 초래되면 전문가의 치료를 받아야 한다.

🍓 알레르기성 결막염

봄에는 제일 먼저 눈병환자가 급증한다. 증상은 알레르기성 비염과 동시에 나타나고 눈이 가려우면서 빨갛게 충혈되고 뭔가 들어간 것 같은 이물감이 느껴지며 눈물이 많이 나는 것이 주된 특징이다.

증세가 심하면 흰자위가 부풀어오르기도 한다. 이때는 외출을 삼가야 한다. 외출하고 난 후에는 미지근한 물로 눈과 콧속을 깨끗이 씻어내도록 한다. 특히 결막염 초기 증상이 의심되면 깨끗하고 차가운 물에 눈을 대고 깜빡거리거나 얼음찜질을 해주면 완화시킬 수 있다.

🍓 알레르기성 비염

맑은 콧물이 흐르거나 재채기가 계속되고 코가 막히는 증상이 특징이다. 초·중·고등 학생들의 30퍼센트 가량, 성인의 10퍼센트 정도가 앓고 있는 것으로 판단된다.

🍅 기관지 천식

황사가 폐에 들어가면 기도 점막이 자극되어 건강한 사람도 호흡이 곤란해지고 목이 아프게 된다. 특히 천식 환자나 폐결핵 환자는 호흡곤란이 더 심해지므로 각별히 주의해야 한다.

🍅 피부질환

꽃가루, 황사, 먼지 등으로 가렵거나 따갑고 심하면 발진이나 발열, 부종을 동반하는 피부염과 피부 알레르기가 발생할 수 있다. 가장 중요한 것은 세안이다. 왜냐하면 얼굴에 황사 먼지나 꽃가루 등이 남아 있으면 피부염과 피부 알레르기를 일으키기 쉽기 때문이다. 그러므로 외출 후에는 자극이 약한 비누로 얼굴을 부드럽게 문지른 후 미지근하고 깨끗한 물에 여러번 헹구어 주는 것이 바람직하다.

🍅 황사와 중금속 배출에 도움이 되는 음식

❶ 삼겹살

돼지고기는 몸속의 중금속을 흡착하여 배설해주는 효과가 있다. 돼지고기 속에 포함된 불포화지방산은 몸속의 공해물질을 중화하는 기능을 한다. 『동의보감』에는 수은 중독과 광물성 중독을 돼지고기가 치료한다고 하였다. 하지만 아직까지 황사와 돼지 삼겹살의 관계에 관한 연구는 거의 없다. 그러나 돼지고기를 자주 먹은 근로자들의 경우 체내에 중금속 농도가 줄어들었다는 실험결과가 있다. 녹조류의 일종인 클로렐라가 중금속(카드뮴)의 체외 배출을 촉진한다는 연구결과도 있다.

이 외에도 녹두, 즙을 낸 생감자, 콩나물, 미역, 북어, 미나리 등은 천연 해독제이므로 충분히 먹어주면 좋다. 또한 마늘과 양파에 들어있는 황 성분은 체내에 쌓여 있는 수은 등의 중금속과 결합해 변을 배설하는 데 도움을 준다.

❷ 미나리

황사로 인후염이 생기고 편도선이 붓거나 고열 감기가 찾아온다면 미나리가 제격이다. 미나리는 혈압을 낮추고 몸속의 열을 없애주고 구토와 변비 그리고 갈증을 완화하는 효과가 있다. 엽록소가 풍부해 간의 독소를 제거하는 데 좋다.

❸ 마늘

마늘 속의 유황 성분은 체내에 들어온 중금속과 결합해 담즙을 통해서 변으로 배설된다. 마늘에 있는 시스테인과 메티오닌 성분은 강력한 해독작용을 하여 간을 강화시켜주고 알리신 성분은 수은 등 중금속을 배출시켜준다. 만성피로나 어지러움, 식욕 상실, 고혈압의 원인이 되는 수은이 체내에 축적되는 것을 막으려면 유황 성분이 든 식품을 먹는 것이 좋다. 유황 성분은 양파, 양배추, 달걀 등에도 있지만 특히 마늘에 많다.

❹ 도라지(길경)

인후가 붓고 아플 때나 목소리가 잠길 때에 효과가 좋다. 호흡기의 가래가 기관지 밖으로 쉽게 배출되도록 도와준다. 특히 쓴맛을 내는 사포닌 성분은 여러 가지 호흡기질환에서 가래를 제거하고 고름을 배출해주는 효과가 있다.

❺ 검정콩과 녹두

납이나 수은 등 중금속 뿐만 아니라 약물 중독을 제거해주는 데 효과가 있다. 신장을 보해주고 오장에 뭉친 종양 등을 흩어지게 한다. 녹두는 모든 번열(煩熱 : 몸에 열이 몹시 나고 가슴이 답답하여 괴로운 증세)이나 광물성 약 기운의 부작용을 해독해주고 소갈을 멎게 하며 정신을 안정시키고 해독작용이 뛰어나서 염증질환에 자주 활용된다.

❻ 황태

해독기능이 뛰어나다. 음주 후에 먹는 황태해장국은 몸속에 쌓인 주독뿐만 아니라 여러 가지 독을 풀어주는 데 탁월하다.

❼ 미역 등 해조류

미역의 주성분인 알긴산은 피를 맑게 해주는 효과가 탁월해서 중금속 해독효과가 있다. 특히 알긴산은 식이섬유로서 미역, 다시마 등 해조류에 20~30퍼센트나 있다고 한다.

알긴산은 변의 양을 증가시켜 스펀지가 물을 흡수하듯 발암물질, 중금속, 농약, 환경 호르몬 등을 빨아들여 몸밖으로 나오게 한다.

미역의 섬유질은 변비 치료에 좋을 뿐만 아니라 중금속 등 유해물질을 배설시키는 효과가 있다.

다시마는 각종 무기질이 풍부하고 혈압을 내려주는 효과가 있으며 특히 중금속이나 발암물질의 흡수를 방지해주는 항암효과가 탁월하다.

황사 기간의 생활습관

황사가 심할 때 천식 환자는 외출을 되도록 삼가고 가급적이면 실내에 머무는 것이 좋다. 외부에서 미세먼지가 들어올 수 있으므로 창문을 꼭꼭 닫고 바닥이나 가구는 물걸레로 닦고 공기정화기로 실내를 정화시켜주도록 한다. 또 가습기를 사용해서 습도 유지에 신경을 써준다.

황사 발생 시에는 긴 소매 옷을 입고 외출하며 귀가 후에는 반드시 손과 발 등을 깨끗이 씻고 양치질을 한다.

학교에서는 야외활동이나 체육활동을 가급적이면 실내활동으로 대체하는 게 좋다. 외출을 하는 경우에는 마스크나 보호안경을 착용하고 렌즈보다는 안경을 사용하도록 한다. 마스크는 겉포장에 의약외품과 황사 마스크가 동시에 표기된 제품을 착용해야 먼지를 막을 수 있다.

물은 황사와 함께 체내로 들어온 불순물들을 씻어내는 최고의 약이다. 식도와 위를 통해 유해물질이 몸밖으로 빠져 나가게 도와준다. 황사로 상하기 쉬운 호흡기 점막을 건강하게 하기 위해서 미지근한 차와 물을 자주 마시는 것이 좋다. 하루 최소 8잔 이상 마셔주는 것이 좋다. 물 대신 보리차, 오미자차, 감초차 등 따끈한 한방차를 수시로 마시는 것도 좋고 시원한 당근차나 녹차도 권할 만하다.

비가 올 때는 우산을 준비하고 가능한 한 비를 피해야 한다.

무기력함을 이기고
몸을 탄력 있게 해주는
여름철 웰빙 식품

고추

우울증 해소와 지방을 분해하는 다이어트 식품이다

고추는 뜨겁고 맵다. 원산지는 열대 남미 지방이다. 특히 경기가 어려울 때는 매콤한 음식들이 잘 팔린다고 한다. 왜냐하면 매운맛은 기운을 발산하여 마음속에 응어리져 있는 우울함을 해소시키기 때문이다. 삶에서 우울하거나 무기력함을 느낀다면 맵고 강렬한 매운맛을 통해 활력을 얻어보자.

페루에서는 2천 년 전부터 고추를 재배해 왔다고 한다. 우리나라에 고추가 전래된 것은 임진왜란 때이다. 일본군이 조선인을 독한 고추로 독살시키려고 가져왔는데 오히려 즐기게 되었다는 얘기가 있다. 1인당 평균 고추 소비량은 연 4킬로그램 정도에 달한다고 하니 고추는 우리나라 음식에 없어서는 안 되는 양념이다.

   고추의 매운맛은 소화를 돕고 침샘과 위샘을 자극해서 위산 분비를 촉진한다. 그러므로 몸이 차서 소화가 안 되는 사람이 섭취하면 효과가 있다. 큰 특징은 입 안을 얼얼하게 만들 정도로 매운맛이 강하다는 것이다. 이는 매운맛을 내는 알카로이드의 일종인 캡사이신 때문이다. 매운맛은 통증전달물질을 없애주어 진통제 역할을 한다.

   캡사이신은 항산화 성질이 있기에 비타민 C의 흡수율을 높여주고 자율신경을 자극해 지방이 축적되는 것을 막고 니코틴을 제거해주며 체내 지방을 태워 없앤다. 캡사이신의 효과가 알려지면서 고추는 다이어트 식품으로 인기가 높아졌다. 가장 매운 청양고추에 캡사이신 성분이 가장 많이 함유되어 있다고 한다.

   고추에는 비타민 A와 비타민 C의 함량이 비교적 높다. 그 중에서도 비타민 C 함량은 사과의 20배, 귤의 3배에 달한다. 고추는 혈액순환을 촉진하여 탈모를 예방하고 신경통이나 류머티즘을 치료하는 효과도 있다. 캡사이신이나 비타민 C는 통증을 완화시키고 상처회복을 돕기 때문이다. 밀폐된 공간에 오랫동안 노출되면 쉽게 호흡기질환에 걸릴 수 있는데 고추의 비타민 A는 이에 대한 저항력을 올려주는 효과가 있다.

   민간에서 고추는 감기를 치료하는 효과가 있다. 고춧가루를 듬뿍 넣은 음식을 먹고 땀을 흘리면 감기 초기에 고열이 날 때 사용하는 발산제로는 그만이다. 양파와 콩나물에 고춧가루를 넣은 국도 감기에 좋다.

   과거에 고추는 방한제로도 사용되었다. 먼 길을 떠나는 사람이 고추를 겹버선 사이에 넣고 길을 걸으면 캡사이신이 작용하여 통증이 없어지고 혈액의 흐름이 좋아져 동상을 예방하였다고 한다. 선조들의 지혜가 놀라울 따름이다.

TIP
이 점을 주의하세요

심하게 매운 것을 한꺼번에 많이 섭취하면 피부에 반점이 생기기도 하고 간기능 장애나 위궤양이나 십이지장궤양 등이 생길 수 있으므로 위장질환이 있는 사람은 조심해서 섭취해야 한다. 지나치면 부족함만 못하다는 말을 명심해야 한다.

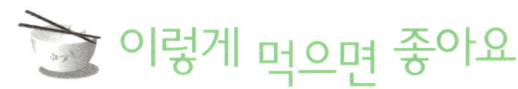 이렇게 먹으면 좋아요

고추를 이용한 요리는 다양하다.

풋고추는 매운맛이 적은 녹색채소로서 카로틴을 많이 함유하고 있다. 고추장이나 된장에 곁들여 먹으면 밥맛이 없을 때 그만이다. 풋고추와 소고기를 넣고 기름에 졸여 반찬으로 먹어도 좋다. 비 오는 날 고추전은 식욕과 기운을 돋워준다. 특히 기름을 사용하여 요리를 하면 카로틴 성분이 잘 흡수된다.

열성 식품인 고추는 성질이 뜨겁고 맵기 때문에 체질적으로 몸이 찬 사람에게 어울린다. 형상의학적으로 눈이 함몰된 사람, 손과 발이 유난히 찬 사람이나 피부색이 흰 사람은 추위를 잘 타고 몸이 찬 체질이다. 특히 몸이 차서 소화장애를 자주 경험하는 사람에게 좋은 식품이다. 매운맛이 소화를 돕고 위액 분비를 촉진시키기 때문이다. 이밖에도 한의학에서는 회충 등의 구제 발한제로 응용한다.

소음인이나 태음인에게 좋다.

부추
양기를 돋우고 간기능을 강화시켜준다

부추는 봄부터 시작해서 여름에 가장 많이 먹는다. 기양초(起陽草)라고도 하는데 양기를 일으키는 채소라는 의미다. 잎이 윤기가 있고 짧으며 부드러우면서 짙은 녹색이어야 약효가 좋다.

성질은 덥고 달면서 맵다. 채소 중 가장 따뜻한 성질을 가진 열성 식품이며 백합과에 속하는 녹황색 채소다.

부추는 지방마다 부르는 이름이 다양하여 솔지, 정구지라고 불린다. 씨를 뿌리고 난 후 신경을 별로 안 써도 잘 자란다고 하여 이름 지어진 것이다. 또 부추를 먹으면 일할 생각은 안하고 성욕이 왕성해져서 안방에서 나가려 하지 않고 게을러지기 때문에 게으름뱅이풀이라고도 한다. 부추를 많이 섭취하면 담을 넘는다는 것도 같은 의미에서 나온 말이다.

한 시대를 풍미한 서태후는 남성을 능가하는 활달한 기질을 가졌다고 한다. 그녀는 양기를 북돋우기 위해 많은 노력을 했는데 스태미너를 위해 부추를 수시로 먹었다는 일화가 있다.

보통 한 해 10번 정도까지 채취할 수 있으나 봄에 자란 것이 가장 연하고 영양가도 높고 향긋하다. 정력 채소라고 하는데 이는 베어내도 잘 자라는 왕성한 생명력 때문이다.

한의학에서는 구자(韭子)라고 한다. '구(韭)'라는 글자는 부추가 자라는 형상을 가리킨다. 부추는 신장의 기능을 좋게 하여 비뇨생식기의 기능을 강화한다. 그래서 자양강장 효과가 있을 뿐만 아니라 달래, 마늘, 파 등과 함께 정력을 돋우기에 참선이나 수행을 하는 사람은 피했다.

부추의 독특한 냄새는 마늘이나 양파에도 있는 황화아릴류라는 성분 때문이다. 황화아릴류라는 성분은 소화 효소의 분비를 도와 식욕을 좋게 하고 내장 기능을 활성화한다. 또 비타민 B_1의 흡수율을 높이기 때문에 신진대사를 원활하게 해준다. 비타민이나 무기질 등의 함유량은 부추가 양파보다 두 배 정도 더 많다.

부추는 카로틴과 비타민 A, 비타민 B_1, 비타민 B_2, 비타민 C, 비타민 E가 풍부하여 비타민의 보고라고 한다. 칼륨과 칼슘 등 무기질 역시 풍부하다. 부추를 먹으면 몸이 따뜻해지는 것은 알리신이 자율신경을 자극하여 에너지대사를 높여 주기 때문이다. 부추는 활성산소를 제거하는 물질인 비타민 C와 베타카로틴(배추보다 84배 이상 많다)이 풍부하여 세포와 조직 손상을 막아주므로 항암작용을 하고 노화를 예방해준다.

부추는 또한 몽정을 하고 소변에 정액이 섞여 나오는 것을 치료해준다. 배와 허리와 무릎도 따뜻하게 해준다. 허약한 것을 보강하며 가슴이 답답한 증세나 체한 것을 없애주고 담이 결린 것을 치료해준다. 또 장부를 잘 조절해주므로 만성설사나 식욕부진 등에 효과가 있다. 밤에 식은땀을 흘리거나 스태미너가 부족하다고 느끼는 사람이 부추즙이나 부추탕을 먹으면 효과가 좋다.

부추는 간을 보하고 간장기능을 강화하므로 술을 자주 많이 마시는 사람에게 아주 좋다. 음주 후에 설사를 하거나 복통이 살살 생길 때는 부추를 먹으면 좋다. 부추는 이럴 때 장내에 있는 독성물질을 없애주고 면역력도 높여서 설사를 멈추게 한다.

또한 혈액순환을 촉진하고 강력하게 암을 예방하는 효능이 있다. 특히 정력을 강화시키고 성기능 저하나 발기부전을 개선하므로 스태미너에 좋다.

형상의학적으로 눈과 눈두덩이가 안으로 함몰된 사람, 손발이 유난히 찬 사람이나 체질적으로 몸이 찬 사람, 피부색이 유난히 흰 사람은 평소에 부추를 꾸준히 먹으면 좋다.

TIP

이 점을 주의하세요

부추는 근본적으로 열이 많은 채소여서 얼굴이 붉은 사람이나 선천적으로 열이 많은 사람은 멀리 하고 술을 많이 마셨을 때에는 섭취하지 않도록 한다. 또 지나치게 과용하면 정신이 흐려지고 눈이 침침해지므로 주의해야 한다. 위장이 약하거나 알레르기 체질인 사람은 설사가 생길 수 있으므로 주의해야 한다.

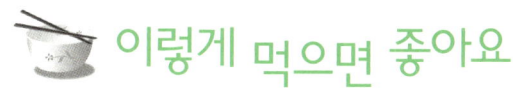 이렇게 먹으면 좋아요

부추를 이용한 요리는 여러 가지가 있다. 부추잡채와 부추를 양념장에 무친 부추김치, 부족한 비타민을 보충해주는 부추된장국, 양기를 돋워주는 부추죽이나 부추전 등 다양하다.
소음인에게 어울리는 식품이다.

상추
숙취 해소와 불면증 그리고 변비와 여드름에 좋다

상추는 사시사철 자주 먹을 수 있는 식품이다. 우리나라는 고려 시대부터 먹기 시작했다고 추측된다. 고려 상추는 천금채(千金菜)라고 불리었는데 상품이 좋아 천금을 주어야 씨앗을 얻을 수 있다 하여 붙여진 이름이다.

옛날에 가난해서 미역을 구하지 못한 산모가 상추로 국을 끓여 먹고 나서 산모는 복통이 오고 아이는 푸른 변을 보았다고 한다. 얼마나 한이 되었는지 상추를 강 건너 멀리 심었다 하여 월강초(越江草)라고도 한다.

상추는 비타민과 무기질이 풍부하고 식욕을 돋워주는 효과가 그만이다.

한의학에서는 상추를 와거(萵苣)라고 한다. 상추는 근육과 뼈를 보강하고 오장육부의 기능을 좋아지게 하면서 가슴에 뭉친 기운을 풀어주고 혈맥을 통하게 해준다. 또 치아를 희게 해주고 머리를 총명하게 해준다고 한다.

상추는 해독작용을 잘 해서 숙취 해소제로 적합하며 피를 깨끗하고 맑게 해주는 작용이 뛰어나다. 특히 음주 후에 머리가 띵하고 속이 불편할 때 상추 생즙을 마시면 좋다. 당근이나 샐러리 같은 야채와 같이 즙을 내어 마시면 최상이다. 또 과도한 스트레스로 기분이 우울하거나 화가 치밀어 올라 머리가 깨질듯이 아프거나 불면증이 있을 때 상추 생즙이 효과가 있다. 특히 여드름과 변비가 심한 여성에게 상추를 적극 추천하고 싶다.

상추를 자르면 뽀얀 우유빛 액즙이 나오는데 여기에는 락투세린과 락투신이라는 성분이 들어 있어서 진통제로서 작용하며 최면효과가 있다.

불면증은 대체로 신경이 예민하거나 허약 체질이거나 만성질환자들에게 많다. 잠을 못 잔다고 무조건 수면제를 복용하는 것은 삼가는 것이 좋다. 먼저 음식으로 허약한 몸의 기운을 추스르는 것이 중요하다. 이럴 때는 상추가 으뜸이다.

상추는 신경을 안정시켜주기 때문에 신경이 과민한 사람이나 불면증 환자에게는 효과가 있다. 상추는 피부 미용에 좋고 비타민 A와 비타민 B_1, 철분, 칼슘이나 리신 같은 필수아미노산 등이 풍부해서 빈혈이 있는 사람에게 적극 권한다. 또 가슴이 답답하거나 식욕이 떨어질 때 먹으면 마음이 편안해지면서 머리가 맑아진다. 그러나 바로 시험을 앞둔 사람은 삼가는 것이 좋다.

민간요법에서 상추는 외용약으로 유용하다. 피부에 타박상으로 열이 나면서 벌겋게 부어오르거나 통증이 있을 때 상추를 한 웅큼 잘 찧어 환부에 붙이면 효과가 크다. 또 눈에 핏발이 서서 풀리지 않을 때 즙을 내어 한 잔씩 2~3일 정도 마시면 효과가 있다.

TIP
이 점을 주의하세요

설사를 자주하는 사람이나 몸이 찬 사람이 과식하면 배가 차가워지고 몸에 기운이 빠져서 약해지므로 지나치게 많이 먹지 않도록 한다.

이렇게 먹으면 좋아요

상추는 쌈이나 샐러드로 주로 먹는데 겉절이나 김치전 등을 해서도 먹을 수 있다. 육류와 함께 먹으면 영양만점이다. 우리 조상들은 상추를 뒤집어서 다른 음식을 싸 먹으면 체하지 않는다고 하였다. 뒷부분에 혹시 벌레 같은 것이 붙어 있을 수 있으므로 뒤집어서 살피면서 쌈을 싸 먹으면 급하게 먹지 않아서 체하지 않을 것이라고 말했던 선조들의 지혜가 엿보인다.

먹으면 좋은 체질은 소양인과 태양인이다.

생강
몸을 따뜻하게 해주고 식욕을 돋워주고 해독작용을 한다

성질이 덥고 맛이 맵다.

생강은 멀미약인 드라마민이 뇌에서 작용하는 것과 반대로 장에서 작용하기 때문에 먹어도 졸음이 오지 않는다. 우리나라에는 고려 시대에 등장한 것 같다.

생강의 껍질은 차기 때문에 몸을 따뜻하게 하려면 껍질을 벗기고 써야 한다. 차에는 껍질까지 함께 쓴다.

한의학에서 보면 생강은 한기(寒氣)로 오는 두통에 효과가 있고 정신을 맑게 해주며 비위를 덥게 하여 멀미와 구토를 치료하고 열을 발산시켜 땀을 나오게 한다. 또한 뱃속을 따뜻하게 데워 소화기관을 튼튼하게 함으로써 식욕을 돋워주고 혈액순환을 도와준다. 결국 기의 순환을 좋게 하여 위액 분비를 촉진하고 소화를 돕는다. 이 외에도 손발이 마비되었을 때 효과가 있다. 혈중 콜레스테롤을 강하시키고 항암작용도 한다. 특히 대장암을 예방해준다. 인도에서는 생강차를 기침약으로 이용하였고, 아프리카인들은 최음제로 말린 생강을 먹는다고 한다.

대추와 함께 모든 한약 처방에 들어가는 생강은 기운이 잘 퍼지게 하고 약물효과가 잘 전달되도록 하면서 해독작용을 한다. 그러므로 한약의 흡수를 돕고 약의 기운을 강하게 한다. 실제 임상에서 생강은 감기약을 처방할 때 열을 내려주고 땀을 나게 하기 위해 사용되고 있다. 특히 찬 기운에 의해서 생긴 감기나 침을 흘리는 데 효과적이다. 생강은 몸이 찬 사람에게 아주 좋다. 형상의학적으로 입술색이 푸른 사람이나 피부색이 유난히 흰 사람, 눈이 안쪽으로 쑥 들어간 사람(궐음형)은 몸이 차기 때문에 몸을 따뜻하게 해주는 생강이 좋다.

생강 특유의 매운맛을 내는 진저롤과 시네올은 강한 살균작용을 하여 암세포 증식을 억제한다. 현대 약리학 연구에 의하면 말초혈관의 혈액순환을 촉진하여 몸을 따뜻하게 하고 땀이 나도록 도와준다. 생강의 적절한 자극은 위액 분비를 도와주고 위장의 연동 운동을 촉진하여 소화작용을 돕는다. 생강의 방향 성분은 혈액순환을 도와주고 체온을 증가시켜서 환절기에 기침이나 가래 등을 동반한 감기를 치료해주고 손발이 찬 사람에게 효과가 좋다. 생강 뿌리에는 무기질이 풍부하고, 전분과 독특한 향과 매운맛을 내는 성분이 함유되어 있다. 그러므로 간장의 기능을 원활하게 하고 이뇨작용을 도와준다.

> **TIP**
>
> ### 이 점을 주의하세요
>
> 생강은 혈관을 확장시키는 효과가 있으므로 피부질환 등의 염증성질환, 불면증, 치질, 위장질환, 십이지장궤양이 있거나 신경이 예민하고 불안한 사람 등은 조심해야 한다. 평소에 잘 흥분하여 얼굴이 빨갛게 잘 달아오르는 사람이나 혈압이 높은 사람은 절제해야 한다. 생강 자체가 열이 많기 때문이다.

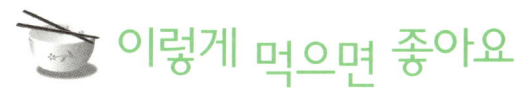 이렇게 먹으면 좋아요

매운맛과 강한 향이 나는 생강은 고기를 부드럽게 하고 생선의 비린내를 없애고 식중독을 예방해주는 효과가 있다. 그러므로 육류나 생선 요리에는 절대적으로 필요한 식품이다.

갈아서 즙을 내어 뜨거운 물을 타서 마시는 생강차나 생강주를 만들어 먹어도 좋다. 생강주는 히스테리성 졸도를 하거나 편두통이 있거나 자기 성질을 이기지 못해서 쓰러지는 사람 등에게 아주 효과가 좋다. 그 밖에도 생강편, 생강장아찌, 생강엿 등으로 다양하게 이용할 수 있다.

소음인에게 좋은 식품이다.

오이

이뇨작용을 도와 체내 노폐물을 제거해 주고 숙취 해소에 좋다

오이는 시원하고 상큼한 맛과 향기가 좋다. 찬 성질을 갖고 있고 수분이 95퍼센트 정도여서 한두 개만 먹어도 배가 부르고 아무리 많이 먹어도 살이 찌지 않는다. 비타민이 풍부하여 여름철 더위를 이기게 해주는 알칼리성 청량 식품이다. 칼로리는 거의 없다.

오이는 성분이 차기 때문에 열로 인해서 목이 마르거나 갈증이 나거나 목구멍이 아플 때 효과가 좋다. 또 가슴이 답답할 때나 더위를 먹었을 때, 몸이 나른할 때나 식욕이 떨어졌을 때 먹으면 도움이 된다. 오이에는 비타민 A, 비타민 B, 비타민 C 그리고 각종 무기질이 풍부하다.

또한 이뇨작용이 탁월하여 온몸이 푸석푸석 붓는 증세를 가라앉혀주고 체내에 축적된 노폐물을 배설시켜준다. 특히 소변을 시원치 않게 보거나 손발에 부종이 있을 때 효과가 있고 황달에도 도움이 된다.

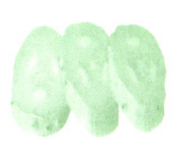

오이는 피부를 해치지 않으면서 빠른 시간 안에 살을 빼주는 데 도움이 된다. 열량이 양배추의 절반 수준이고 밥 한 공기와 같은 열량을 내려면 오이를 27개나 먹어야 한다. 그러므로 다이어트에는 제격인 식품이다.

과음을 하면 체내의 칼륨이 빠져나가므로 칼륨이나 철분 등이 풍부한 오이로 보충해주면 좋다. 칼륨을 많이 함유하고 있어 체내 노폐물과 나트륨을 배출해주는 효과가 있으므로 몸이 가뿐해지고 신장병이나 고혈압이 있는 환자에게 좋다. 이 외에도 신진대사를 활발하게 하여 피로회복을 돕고 섬유소가 풍부하여 변비를 없애준다.

TIP

이 점을 주의하세요

오이는 성분이 차기 때문에 눈두덩이가 안으로 푹 꺼진 사람, 손발이 찬 사람, 피부색이 유난히 흰 사람, 위가 약한 사람이 먹으면 설사를 할 수도 있으므로 절제해야 한다. 특히 뱃속이 차거나 설사를 자주 하는 사람은 조심해야 한다. 이런 유형은 선천적으로 몸이 찬 체질이므로 오이를 과잉 섭취하지 않도록 한다. 혈압이 낮거나 빈혈증이나 현기증이 있는 사람도 너무 많이 섭취하지 않도록 한다.

풍부한 엽록소와 비타민 C가 있어서 피부 미용에 좋으며 얼굴의 열기를 없애주는 데 탁월하고 화상을 입거나 땀띠나 종기가 났을 때 오이즙을 팩처럼 바르면 효과가 있다.

소주에 오이를 채로 썰어서 넣고 마시면 알코올 농도와 냄새가 희석되어 소주맛이 부드럽고 산뜻해져서 덜 취하게 되고 숙취 해소에도 빠른 도움이 되기에 애주가들이 많이 이용한다. 그러나 과음은 금물이다. 숙취로 아침에 일어나기 힘들 때 오이즙을 마시면 효과가 있다.

최근의 한 연구에 의하면 오이 덩굴과 잎사귀는 혈중 콜레스테롤 수치를 저하시키고 혈압을 내려주는 효과가 탁월한 것으로 알려졌다. 오이의 쓴맛을 내는 성분은 주로 꼭지 부분에 많이 함유되어 있는데 이것은 설사를 일으키기도 하지만 항암효과가 있다.

민간요법으로는 뜨거운 물이나 불에 데었을 때 강판에 간 오이즙을 환부에 붙이면 효과가 있다. 또 한여름에 기운이 없어 가라

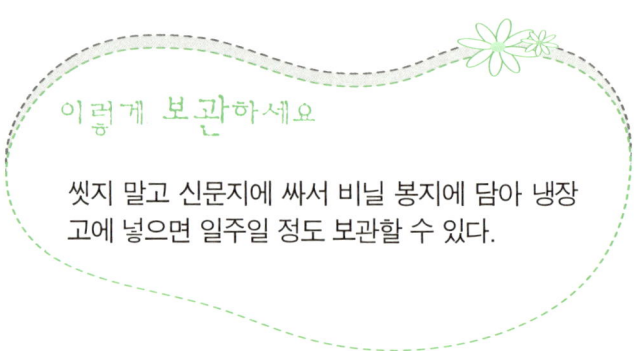

이렇게 보관하세요

씻지 말고 신문지에 싸서 비닐 봉지에 담아 냉장고에 넣으면 일주일 정도 보관할 수 있다.

앉을 때는 강판에 간 오이즙을 발가락 밑에서 발뒤꿈치 쪽으로 1/3 지점 움푹 패인 곳에 붙이면 좋다. 이는 용천혈에 해당하는데 진액을 수혈해주는 효과가 있다.

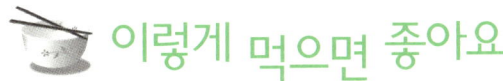 이렇게 먹으면 좋아요

유럽에서는 오이를 피클이나 샐러드 재료로 사용하지만 우리나라에서는 매우 다양하게 요리를 해서 먹는다. 예를 들면 짭짤한 맛이 특징인 오이장아찌나 여름철 더위에 입맛을 시원하게 당겨주는 오이냉국, 부추와 함께 담아먹는 사각사각 씹히는 맛이 일품인 오이소박이, 상큼한 맛의 오이샐러드 등 입맛에 따라 다양하게 만들 수 있다. 오이를 잘게 썰어 다른 것과 혼합하면 비타민 C가 손실된다. 그래도 같이 먹고 싶다면 미리 식초나 간장을 섞어서 조리하면 비타민 C 손실을 어느 정도 줄일 수 있다.

도움이 되는 체질은 소양인이나 태양인이다.

토마토

다이어트에 좋고 비타민 C가 많아 항암효과가 크다

성질이 약간 냉하고 달면서 시큼하다.

가지과의 식물로 원산지는 남아메리카의 서부 고원지대인 멕시코다. 토마토라는 용어는 멕시코 말이다.

유럽인들은 토마토를 맛과 영양이 풍부하기 때문에 천국의 과일이라고 불렀다. 토마토가 빨갛게 익어가면 그만큼 환자들이 줄어들 것이므로 의사들 얼굴이 빨갛게 변해간다는 속담이 있을 정도로 토마토에 대한 예찬이 대단하다. 그만큼 토마토에 건강하고 젊어지게 하는 성분이 많기 때문이다.

외국에서는 터질 듯 붉은 토마토의 모습이 열정으로 불타오르는 연인들의 심장과 같아 보인다고 해서 사랑의 사과라고 부른다.

1614년 『지봉유설』에 '남만시'라는 이름으로 토마토가 기록된 것으로 보아 그 이전에 우리나라에 들어온 것으로 추측된다. 특히 더운 여름철 토마토와 수박 주스는 갈증 해소와 몸에 열이 나는 증상을 다스리는 데 좋다.

토마토는 하루 2개 정도만 먹어도 하루 비타민 필요량이 충분할 정도로 각종 비타민이 풍부하다. 특히 괴혈병을 없애주고 신진대사를 촉진하며 피로를 풀어주는 비타민 C가 풍부하다. 그 결과 철분 흡수율이 높아져서 빈혈을 예방하며 치료해준다.

토마토는 진액을 만들고 갈증을 멎게 해준다. 위장을 튼튼하게 하여 소화작용을 촉진하므로 식욕이 솟게 하며, 간을 보해준다. 가래를 삭이고 기침을 그치게 하는 효과가 있기에 만성적인 기관지염에 이용된다. 진정효과가 있어서 정신적으로 자주 긴장하거나 근육이 아픈 사람에게 좋다.

또 토마토에 들어 있는 비타민 B는 지방분해를 도와주고 비타민 K는 골다공증을 예방하므로 갱년기 여성에게 권한다. 토마토의 빨간색 성분인 리코펜은 몸속 유해산소를 제거해주는 역할을 하기 때문에 항암작용과 노화 방지 그리고 심혈관질환 예방에 효과가 뛰어나다. 또한 호흡기를 건강하게 하여 흡연자에 도움이 되며, 특히 전립선암에 효과가 있다. 모세혈관을 튼튼하게 하는 루틴이 함유되어 있고 지방의 소화를 도와 고혈압이나 동맥경화 같은 질환을 예방하는 데 효과를 발휘한다. 혈관을 튼튼하게 하고 정력을 강하게 하므로 영국에서는 '러브 애플'이라고 불렀다.

미국 하버드대 의대의 연구에 의하면 토마토를 많이 먹은 사람은 전립선암 발병률이 크게 낮아진 것으로 조사되었다. 토마토는 생으로 먹는 것보다 살짝 기름에 익혀 먹으면 항암효과가 뛰어난 리코펜을 더욱 효율적으로 흡수할 수 있다. 리코펜은 암을 포함하여 만병의 근원인 활성산소의 활동을 억제한다.

고기나 생선 등 기름기 있는 음식을 먹을 때 토마토를 같이 먹으면 소화를 촉진하여 위의 부담을 줄여준다.

TIP

이 점을 주의하세요

소음인처럼 속이 찬 사람도 완전히 익은 것을 섭취하면 무방하다. 하지만 지나친 과식은 배탈과 설사를 일으킬 수 있으므로 조심해야 한다. 성질이 어느 한 쪽으로 치우치지 않았기 때문에 모든 체질이 먹을 수 있다.

토마토는 피부를 곱게 해주고 감기와 스트레스에 대한 저항력도 높여준다. 또한 저칼로리 식품으로 열량은 아주 적지만 수분과 식이섬유가 풍부하여 상당히 큰 포만감을 주는 효과가 있다. 식사 전에 토마토 한 개를 먹으면 식사량이 줄어들기에 다이어트에 좋다. 비타민은 물론 칼륨, 칼슘 등의 무기질을 많이 함유하고 있어 다이어트 중에 결핍되기 쉬운 영양소까지 보충해준다.

민간요법으로 감기 초기에 토마토를 달여 마시면 효과가 있다. 신경통이나 피부질환이 있을 때 토마토의 잎과 줄기 그리고 뿌리를 통째로 삶은 물을 마시거나 환부를 자주 씻어주면 효과가 있다.

이렇게 보관하세요

리코펜이라는 영양소는 붉은 토마토에 많이 들어 있다. 그러므로 토마토는 빨갛게 익었을 때 먹는 것이 좋다. 덜 익은 토마토는 빨갛게 익은 후에 냉장고에 넣는 것이 좋다.

이렇게 먹으면 좋아요

토마토는 광택이 나고 단단하고 무거운 것이 좋다. 꼭지는 덜 마른 것을 선택해야 한다.

요즘은 작고 귀여운 방울토마토가 많이 나온다. 크기는 작아도 영양소는 큰 토마토 못지않아 작은 방울토마토 몇 개만 섭취해도 충분하다. 같은 양을 먹을 것이라면 일반 토마토보다 방울토마토를 먹는 것이 영양 면에서 훨씬 유리하다. 토마토에 설탕을 쳐서 먹는 것은 가급적 피한다. 비타민 B가 설탕을 분해하는 데 소모되어 줄어들기 때문이다.

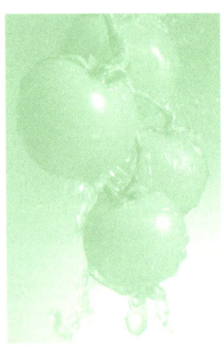

매실
해독작용을 하며 피로회복과 갈증 해소에 좋다

성질은 덥고 맛은 시큼하다.

최근에는 매실을 이용한 건강식품을 찾는 사람들이 부쩍 많아졌다. 한때 허준이라는 드라마에서 매실로 역병을 치료하는 장면이 나오면서 매실 붐이 크게 일어났다. 여름철 식품으로 매실은 아무리 강조해도 지나치지 않다.

매실은 매화나무 열매로 절기상 망종(양력 6월 6일쯤)이 지난 다음인 6월 중순에서 7월 초까지가 제철이다. 수확 시기와 가공 방법에 따라 여러 가지로 구분한다.

흔히 보는 초록빛의 '청매'는 과육이 단단하고 신맛이 가장 강하다. 또 하얀색의 '백매', 노랗게 익은 '황매', 그리고 '금매'가 있다. '오매'는 청매의 껍질을 벗긴 후 마른 풀이나 나무를 태운 연기에 그을려서 만들며 한약재로 많이 이용한다. 오매는 빛깔이 까마귀처럼 검다고 해서 붙여진 이름이다.

매실하면 향긋하고 새콤한 맛이 떠오르면서 입안에 침이 고인다. 매실은 수분과 당분으로 구성되어 있는데 신맛을 내는 구연산은 피로물질만 씻어내주는 것이 아니라 두통이나 어깨 결림, 요통 등을 일으키는 젖산을 분해시켜 몸 밖으로 배출시켜주는 효과가 있다.

신맛을 내는 성분은 폐 기운을 순환시키며 떫은맛을 내는 성분은 설사를 그치게 한다. 그러므로 폐 기운이 약해서 생긴 해소병이나 기침 그리고 목이 붓고 아픈 증상에 매실이 좋다.

매실은 사과산과 구연산, 유기산 그리고 무기질이 풍부하게 들어 있어 간장 보호, 갈증 해소와 피로물질 분해, 불면증, 변비 치료, 식욕증진 효능이 있다. 뿐만 아니라 스트레스로 생기는 불안함과 초조함을 누그러뜨리고 체내 여러 가지 독을 제거해준다.

함유하고 있는 피크린산 성분 덕분에 음식물과 혈액, 물을 해독하는 데 효과적이다. 특히 살균작용과 소염작용뿐 아니라 해독작용이 탁월하여 여행 시 평소와 다른 물을 먹어 생긴 배탈이나 설사를 할 때 도움이 되고 여름철 도시락 등에 생긴 세균성 질병을 예방하거나 치료하는 데도 탁월하다.

한의학에서는 간기능을 강화시켜주고 심한 입 냄새를 제거해주는 데 사용한다. 오랜 감기를 앓아서 수분이 부족할 때나 발열이 한동안 지속될 때 이용하기도 한다.

매실은 여성의 골다공증 예방에 좋다. 또한 망간이 풍부하기 때문에 정신안정을 도와준다. 특히 무더위에 지쳐 신경질적이고 정서적으로 불안해지기 쉬운 여름철에 제격이다.

담석으로 생긴 통증을 감소시키는 데 좋다. 임신부가 매실을 즐겨 먹으면 태아의 골격 형성에 도움이 되고 매실로 마사지를 해주면 피부가 고와진다.

매실은 몸이 약해서 나타나는 여러 종류의 출혈과다증을 다스린다. 또한 포도당보다 10배에 달하는 효과가 매실의 구연산에 있기 때문에 당질의 소화흡수를 도와주고 많은 에너지를 생산한다. 위산과다와 소화불량에 효과가 있어 입맛이 없거나 밥을 잘 안 먹는 아이도 밥 속에 매실 한 개만 넣어주면 밥을 잘 먹게 된다.

TIP

이 점을 주의하세요

신맛과 떫은맛이 강하기 때문에 몸에 열이 많거나 감기에 걸렸을 때나 위산과다증이 있으면 먹지 않도록 한다. 특히 덜 익은 어린 매실에는 아미그달린이라는 청산 배당체가 있어 식중독을 일으킬 수도 있으므로 주의해야 한다. 또 날 것을 그대로 먹으면 독성으로 치아와 뼈가 상할 수 있다. 특히 어린이나 노약자와 임신부는 매실을 날 것으로 먹지 않도록 한다.

이렇게 먹으면 좋아요

옛날부터 매실을 활용한 식품은 매실차나 매실조청, 매실장아찌, 매실주 등 아주 다양하다. 흔히 초밥이나 회를 먹을 때 나오는 우메보시도 일종의 매실장아찌인데 살균효과가 있다. 매실주는 식욕을 증진하고 메스꺼움을 가라앉히며 신경통과 류머티즘에 특효가 있다. 먹으면 좋은 체질은 태음인이다.

수박

탁월한 이뇨작용을 하므로
부종과 변비에 좋고 갈증을 없애준다

성질이 차고 맛이 달며 싱겁고 독이 없다.

수박은 박과에 속하는 일년생 덩굴성풀로 아프리카가 원산지다. 우리나라에는 고려 때 들어온 것으로 추정된다.

수박은 여름철 버릴 것이 없는 고마운 과일이다. 한 여름철 더위를 식혀주고 갈증을 풀어주며 신경을 안정시켜주는 과일로는 수박만한 것이 없다. 수박은 열을 내려주고 피로회복과 신경안정 그리고 해독작용을 돕는다. 수박의 시트룰린과 아르기닌 성분은 간에서 효소의 생성을 빠르게 해주기 때문에 혈압을 내려주고 알코올 분해를 촉진하여 숙취 해소에 좋다. 이는 수박의 단맛을 내는 포도당과 과당이 체내 흡수율이 높기 때문이다. 특히 빨간 부분에 많이 함유되어 있는 수박의 과당과 포도당인 당분은 피로회복에 효과가 좋다.

수박에 풍부한 시트룰린은 부종을 치료하고 소변 배설을 촉진시키므로 신장염이나 방광염, 요도염 등에 효과가 크다. 대체로 물을 많이 마시면 부종 환자들은 더 붓는데, 수박은 섭취한 수분의 양보다 훨씬 많은 양을 배출시켜주는 효과가 있다. 공복에 먹으면 수박의 효능을 더 크게 볼 수 있다.

무더운 여름철 위장이나 전신의 활동이 저하되어 식욕이 떨어지고 기운이 없어질 때 먹으면 좋은 대표적인 여름철 과일이 수박과 참외다.

수박은 거의 대부분이 수분으로 되어 있으며 저열량식품이기 때문에 아무리 먹어도 살이 찌지 않는다. 수박 속 대부분의 수분은 몸속 노폐물을 소변으로 배출하는 효과가 크다. 그러므로 해열과 해독작용을 하고 일사병에도 효과가 있다.

TIP

이 점을 주의하세요

몸속의 열을 식히는 작용이 강해서 몸을 차게 하는 성질이 있다. 그러므로 몸이 차고 소화기능이 약한 사람, 설사를 자주 하거나 평소에 물을 많이 먹지 않는 사람은 절제해야 한다. 먹더라도 조금씩 섭취하는 것이 좋다.

수박은 과육과 껍질 외에 씨에도 우수한 효과가 있다. 수박 껍질 안쪽을 피부에 대고 문지르면 땀띠가 사라지고 수박씨는 피부를 매끄럽고 깨끗하며 윤기 나게 해준다. 수박씨를 볶아 차로 마셔도 좋은데 수박씨에는 고혈압이나 동맥경화 등의 치료에 좋은 리놀렌산이 풍부하기 때문이다. 특히 육식 등의 기름진 음식을 먹은 후에 차로 마시면 좋다.

이렇게 먹으면 좋아요

싱싱하고 품질이 좋은 수박은 껍질색이 선명하고 줄무늬가 뚜렷하며 꼭지가 움푹 들어가 있다. 또한 겉을 두드렸을 때 맑은 소리가 나고 씨가 검다.

수박은 차갑게 먹으면 단맛이 더 증가하므로 냉장고에 넣거나 찬 물에 담궈두는 것이 좋다.

수박씨를 제거한 후 요구르트와 함께 갈아서 지속적으로 아침 식전에 마시면 변비에 효과가 있다. 수박의 흰 껍질 부분 100그램에 물 1리터를 넣고 중간 불에서 물이 반으로 줄 때까지 끓여서 보리차처럼 마시면 갈증 해소도 되고 위염에 좋다. 구내염이 있을 때 그 물로 아침저녁에 입을 헹구면 도움이 된다.

먹으면 좋은 체질은 소양인이나 태양인이다.

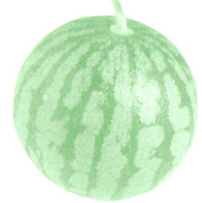

닭고기
보양식이며 피부 미용과 골다공증에
효과가 있다

성질이 따뜻하고 맛이 달다.

닭은 원래 들판에서 야생했는데 기원전 1700년경 인도에서 기르기 시작했다고 전해진다. 어쩌면 인간과 가장 친숙한 가축이 아닐까.

닭의 날개는 정력에 좋은 성분이 들어 있으므로 장모가 사위에게 씨암탉을 잡아주던 풍습은 상당히 의미가 있다. 또한 날개에는 콜라겐 성분이 많이 함유되어 있어 피부 미용에 좋고 골다공증 예방에 효능이 있다.

어릴 때 어르신들이 닭날개를 먹으면 바람이 난다고 하며 여자들에게는 못 먹게 하던 기억이 난다. 미인은 명이 짧다는 말 때문에 전통 유교 사회에서 여자가 너무 아름다워지는 것을 경계하지 않았나 하는 생각이 든다. 시대에 따라 음식에 대한 평가나 선호도도 달라지는 것 같다.

닭고기가 맛있는 것은 글루탐산이 있기 때문이다. 닭고기는 다른 육류에 비해 지방과 콜레스테롤 함량이 낮고, 단백질이 소고기보다 더 많은 건강식품이다. 껍질을 제거하면 지방 함량이 더욱 줄어든다. 칼로리는 다른 육류에 비해 상당히 낮은 편이다.

닭고기는 다른 육류와는 달리 근육 속에 지방이 섞여 있지 않아 맛이 담백하고 근섬유가 가늘기 때문에 소화흡수가 잘되는 장점이 있다. 또한 필수아미노산이 풍부하기 때문에 두뇌 발달을 도와주고, 불포화지방산이 풍부하기 때문에 임산부나 어린이 그리고 노인들에게 좋다.

한의학에 의하면 닭고기는 복부를 따뜻하게 해주고 정력을 강화하며 골수를 보강한다. 과로를 풀어주고 살이 빠지거나 비장이 허약하여 식욕이 없고 소화도 안 되는 증상과 설사를 다스린다. 근육과 뼈를 강하게 할 뿐 아니라 혈액순환이 잘되게 하여 생리를 부드럽게 해준다. 또 질병을 앓은 후 허약해졌을 때, 소갈증(消渴症 : 갈증으로 물을 많이 마시고 음식을 많이 먹으나 몸은 여위고 소변의 양이 많아지는 병증)이나 붓는 증상이 있거나 소변을 자주 보거나 여성에게 붕루(崩漏 : 월경 기간이 아닌 때에 갑자기 많은 양의 피가 멎지 않고 계속 나오는 병)나 대하가 있을 때, 산후에 젖이 잘 안 나올 때 먹으면 효과가 좋다. 무더운 여름철 보양 음식으로 보신탕과 함께 삼계탕을 빼놓을 수 없다.

한의학에서는 약재로 쓰는 모래주머니 말린 것을 계내금(鷄內金)이라 하는데 식체(食滯 : 음식에 의해서 비위가 상한 병증. 과식을 하거나 익지 않은 음식, 불결한 음식을 먹거나 기분이 안 좋은 상태에서 음식을 섭취할 때 생긴다)를 없애주고 결석을 녹여주며 임증(淋症 : 소변을 보려고 해도 잘 나오지 않고 요도와 아랫배가 아픈 병)을 치료하고 아이들 유뇨증(遺尿症 : 소변을 못 가리는 증상)에 효과가 좋다.

또한 닭고기는 몸이 허약해서 잔병치레를 많이 하고 소화기능이 약해서 밥맛이 없으며 피곤해서 아침에 잘 일어나지 못하는 아이의 영양식으로 그만이다.

닭의 간은 병후 회복이나 약한 아이에게 좋은 식품으로 신장과 간을 보해주고 시력을 밝게 해준다. 야맹증에도 효과가 좋다.

TIP
이 점을 주의하세요

몸에 열이 많은 사람이나 가슴속에 열이 많아 확 달아오르는 사람은 절제해야 한다.

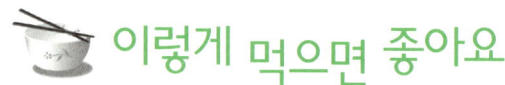 ## 이렇게 먹으면 좋아요

여름철에 삼계탕, 영계백숙은 보양식으로 최고다. 삼계탕은 원기가 부족할 때나 출산 전후 또는 큰 병을 앓고 난 후에 회복을 위해 먹었다. 인삼이나 황기를 넣음으로써 양기를 보충해주었다.

닭고기는 풍이 생기게 한다는 속설이 있어서 고혈압이 생길 수 있다고 생각한 나머지 꺼리기도 했다. 그러나 이는 잘못된 상식이다. 정 걱정이 되면 콜레스테롤이 많은 껍질을 떼어 내고 섭취하면 아무런 문제가 없다.

소음인이 먹으면 좋다.

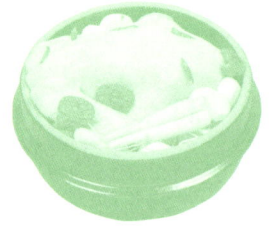

장어
성기능에 도움이 되고 철성분이 많기 때문에 골다공증이나 빈혈에 좋다

성질이 차고 맛이 달다. 여름은 더위와 땀으로 체력이 많이 떨어지고 지쳐서 입맛을 잃기 쉬운 계절이다. 무더운 여름철 장어는 기력을 돋워주는 음식으로 으뜸이다.

흔히들 여름철에 생선을 먹을 때는 각종 세균 때문에 탈이 날까봐 걱정을 많이 한다. 하지만 여름철 해질녘에 숯불에서 모락모락 피어나는 연기와 함께 자글거리는 장어를 지인들과 함께 땀 흘리며 소주와 곁들여 먹는 그 맛은 식도락가의 사랑을 독차지하고도 남는다.

우리나라에서 장어 요리는 보신탕이나 삼계탕 못지않는 여름철 대표 보양식이다.

일본 사람들도 복날 보양식으로 장어를 극찬할 정도로 애용했다. 장어는 민물에서 성장하는데 산란기가 되면 산골짜기 계곡에서 쉬지 않고 깊은 바다까지 일절 아무것도 먹지 않고서 헤엄쳐 간다고 한다. 이런 역동성의 기운 때문에 장어를 스태미너 식품으로 부르는 게 아닐까.

장어는 우리나라에서도 인기 있는 강장식이며 효능이 검증된 양질의 단백질과 지방 그리고 이온화된 칼슘을 갖춘 최고의 영양 덩어리인 스태미너 식품으로 통한다. 칼로리가 높으면서도 불포화지방산과 단백질이 많이 포함되어 있어 성인병 예방뿐만 아니라 허약 체질의 원기회복에 탁월한 효과가 있다.

실제로 장어는 비타민 A의 보고다. 예를 들면 무게가 80그램가량 되는 장어는 같은 무게의 소고기에 비해 거의 200배가 넘는 비타민 A를 풍부하게 함유하고 있다. 비타민 A는 성장발육을 촉진하는 작용과 생식기능, 항암효과 그리고 저항력강화와 시력회복 등에 필수적인 영양소다. 장어가 함유하고 있는 비타민 A는 동물 간의 약 2~4배 가량 된다.

혹자는 장어의 끈적끈적한 점액을 동물성 지방으로 생각하여 성인병을 일으키는 식품으로 오인하는 경우가 있다. 하지만 장어에 들어 있는 지방은 돼지고기나 소고기의 포화지방과 달리 불포화지방이기 때문에 오히려 혈관이 노화되는 것을 예방하며 콜레스테롤이 침착되는 것을 막아주는 효과가 있다. 그러므로 장어는 동맥경화를 예방하는 데 좋은 식품이다.

또한 장어는 단백질과 지방뿐만 아니라 철, 인 등의 성분이 풍부하기 때문에 빈혈이나 골다공증을 예방해준다. 이 외에도 스트레스를 해소하거나 노화를 방지시켜주는 비타민 B_1과 비타민 B_2도 많이 함유하고 있다. 철과 칼륨, 인, 칼슘이나 마그네슘, 나트륨 등과 같은 무기질이 풍부하여 허약한 노인이나 어린이 그리고 질병을 앓고 난 후 회복기에 있는 사람에게도 아주 효과가 좋다. 한의서에서는 민물장어가 요통이나 신경통 그리고 폐결핵이나 폐렴, 관절질환, 성기능 저하에 효과가 있다고 하였다.

또 장어는 해독기능과 세포 재생 능력이 뛰어난 양질의 점액성 단백질과 몸에 좋은 불포화지방산이 있기 때문에 고혈압이나 당뇨, 간염 등 생활습관병에 효과가 좋다.

한의학에서는 장어를 만리어(鰻鯉魚)라고 하는데 장어는 비위 기능을 보해주고 풍(風)과 습(濕)을 몰아낸다. 다시 말하면 근육과 뼈를 강하게 하고 혈맥의 소통이 잘되게 한다. 또 풍과 한기로 생긴 손발 저림이나 부스럼, 종양, 치질 등에 효과가 있다. 몸에 허열(虛熱 : 음양과 기혈의 부족으로 생기는 발열)이 있거나 피곤을 쉽게 느끼는 사람이나 영양이 부족하여 허약한 어린이에게 아주 좋은 식품이다. 여성들의 음부질환을 치료해주고 식욕부진을 도와주며 배탈, 설사나 소화불량에도 좋다.

20여 종의 장어 중 풍천장어가 으뜸이다. 여기에서 풍천이란 용어는 지명이 아니라 바람이 불어오는 강 하구를 의미한다. 바닷물이 들어오면 바람도 같이 들어오는데 육지로 바람을 몰고 온다고 하여 붙여진 이름이 풍천장어이다. 풍천장어는 급한 물살에 사는데 살이 쫀득하면서 육질이 탱탱하며 고소한 민물장어를 말한다.

장어는 한 번에 천 만 개 가량의 알을 낳는다고 한다. 산란기가 되면 적동색을 띠는데 알을 낳고나서 그 자리에서 장엄하게 일생을 마감한다.

장어는 가을이 되면 산란을 위해 바다로 나가기 때문에 그 이전인 여름에서 초가을까지 맛이 제일 좋다. 좋은 장어는 배가 노르스름한 황만(黃鰻)으로 푸른 기운이 돌고 선명한 군청색을 띤다. 또한 살이 단단하고 꼬리지느러미가 상하지 않았으며 기름기가 많고 감칠맛이 난다. 생강과 함께 요리하면 비린내를 없애고 장어의 단백질과 지방을 잘 흡수할 수 있다.

선진국에서는 동맥경화나 고혈압 그리고 당뇨와 비만 등에 도움을 주기 위해 장어 통조림을 만들어서 판매하는 것으로 유명하다. 우리나라도 장어구이와 장어찜을 비롯해서 장어튀김, 장어탕 등 다양한 요리법으로 장어를 활용하고 있다.

소양인이나 태양인에게 잘 맞는다.

TIP

이 점을 주의하세요

장어는 단백독이 있지만 열을 가하면 무방하므로 반드시 익혀 먹어야 한다. 과식하면 체온을 떨어뜨리므로 몸이 찬 사람은 주의한다.

장어를 먹고 나서 복숭아를 후식으로 먹지 않도록 한다. 장어와 복숭아는 서로 상극이어서 설사를 할 수 있기 때문이다.

장어 껍질에는 이크티오톡신이라는 독이 있는데 눈에 들어가면 결막염을 일으키고 상처에 묻으면 피부염을 일으킨다. 혹자는 정력제라고 소주에 섞어 마시는데 삼가야 한다.

해삼

스태미너 식품으로
신장과 혈을 보해주고 변비에 좋다

성질이 따뜻하고 맛이 짜다.

해삼은 얕은 바다 표면에서 살아간다. 그러나 보통 바닷물의 온도가 16도 이상 올라가 해수면이 더워지면 깊은 곳으로 내려가서 여름잠을 자는 특징이 있다.

해삼은 몸을 보해주는 효과가 인삼과 비슷해서 '바다의 인삼'이라 불린다. 해삼에도 인삼처럼 사포닌 성분이 들어 있으며 영양분이 풍부하고 신진대사를 활발하게 해주는 효능이 있다. 해삼의 생김새를 보고 바다삼, 바다오이, 해삼자 등으로 다양하게 부른다.

한의학에서 보면 해삼은 남성들의 정력을 보강해주고 정기를 북돋아주며 임신 중인 여성들에게 몸을 보해주는 좋은 식품이다. 임신 중인데 허약하거나 체질적으로 약한 여성에게 인삼 대신 해삼을 자르지 않고 처방으로 사용하기도 한다. 해삼은 일부분을 잘라내어도 살아날 만큼 재생력이 아주 뛰어나다.

해삼은 수분과 단백질, 지방, 회분, 칼슘, 인, 철분, 비타민 등 각종 영양소를 골고루 함유하고 있는 강장식품이다. 특히 피를 만들어주는 철분뿐 아니라 혈액응고를 돕고 인체의 뼈를 만드는 칼슘이 많다.

해삼의 칼슘은 뼈와 신장을 튼튼하게 해준다. 한의학에서 신장은 뼈와 허리, 생식기 등을 포함하므로 신장이 좋다는 것은 스태미너도 강하다는 의미로 볼 수도 있다. 대개 정력이 왕성하고 생명력이 강한 동물을 보면 혈액 속에 칼슘이 풍부하다. 그래서 칼슘이 풍부한 해삼을 많이 먹으면 지구력도 강해지고 정력이 좋아진다고 한다.

해삼은 신장과 혈을 보해주고 양기를 돋워주며 위궤양이나 변비에 효과가 있다. 양기를 돋워주는 약재는 대체로 남자의 생식

TIP

이 점을 주의하세요

설사를 자주하는 사람, 소화기관이 약한 사람, 속이 냉한 사람은 날 것으로 먹으면 설사를 할 수 있으므로 절제해야 한다.

기와 비슷하게 생긴 것이 많다. 해삼도 육종용이란 한약재처럼 생김새가 남성의 성기와 유사하다.

해삼은 연골세포가 노화되는 것을 막아주는 콘드로이틴과 타우린이 많다. 이것은 내장을 보호하고 주독을 풀어주며 피부 노화를 예방하고 정력을 강화하기 때문에 강장제로서 중년에게 아주 좋다. 특히 타우린은 피로회복을 도와주고 담즙 분비를 왕성하게 하여 간장을 활성화시켜준다.

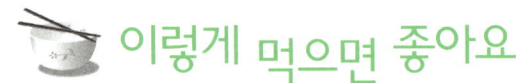 이렇게 먹으면 좋아요

해삼을 먹다보면 딴딴하면서 꼬들꼬들한 것이 씹히는데 이것은 일종의 석회질인 뼛조각이다. 썰어 놨을 때 딱딱한 것이 신선한 해삼이다.
초고추장에 찍어 먹으면 맛도 좋고 입안도 시원하다.
여름에 말린 것을 먹는 것이 날로 먹는 것보다 맛도 좋고 영양가도 훨씬 높다.
먹으면 좋은 체질은 소양인, 태양인이다.

감자

성인병 예방과 변비에 좋은 다이어트 식품으로 약물 중독을 해독한다

감자하면 강원도가 떠오른다.

우리나라 총 생산량의 25퍼센트 이상이 강원도에서 생산되기 때문이다. 감자는 강원도 해발 600미터 이상의 고랭지에서 재배한 것이 맛있다. 고랭지에서 자란 감자는 일교차가 크고 기온이 서늘하기 때문에 병충해가 적고 생육 기간이 4개월 정도 되기 때문에 알차다. 절기상 하지가 지나 7~8월쯤에 나오는 하지감자가 영양도 맛도 최고다.

감자는 성질이 차지도 않고 뜨겁지도 않다. 원산지는 남미 안데스 산맥이며 그곳에서 살던 잉카족에 의해 재배되었다고 전해진다. 16세기 유럽으로 건너갔으며 우리나라에 들어온 것은 조선 중기라고 한다. 척박한 땅에서도 수확이 잘되고 생활이 힘든 시기에는 주식을 대신해주는 식품으로 인기가 좋았다. 콩만큼 영양이 풍부해서 토두(土斗)라고 한다.

대표적인 탄수화물 식품인 감자는 맛이 담백하고 조리법도 다양하며 성장과 건강에 필요한 녹말과 양질의 단백질이 풍부하다. 또한 섬유질도 많아서 혈중 콜레스테롤을 저하시키므로 각종 암과 당뇨병, 심장질환 등 성인병 예방에 좋다.

감자는 칼륨이나 마그네슘, 철분 등의 무기질이 풍부하고 비타민 B 복합체, 비타민 C가 들어 있는 알칼리성 식품이다. 그러므로 감자를 자주 먹는 사람은 영양 결핍이 거의 없으며 장수한다고 한다. 육류나 생선 등의 산성 식품과 같이 먹으면 영양의 균형도 유지할 수 있다. 식물섬유의 일종인 펙틴이 많이 들어 있기 때문에 변비 예방효과도 있다.

열량이 낮고 소화가 천천히 되는 편이다. 그러므로 조금만 먹어도 포만감을 느낄 수 있어서 다이어트 식품으로 제격이다.

TIP

이 점을 주의하세요

열이 많은 사람은 혈당치를 급격하게 올릴 수 있으므로 주의해야 한다. 녹색으로 변한 부분이 있거나 씨눈이 많고 껍질에 주름이 있는 것은 오래된 것이므로 피한다.

하루에 중간 크기의 감자 2개면 밥 한 공기에 해당하는 열량을 섭취할 수 있고 하루 비타민 C의 필요량을 섭취할 수 있다고 한다. 탄수화물이 주성분인 감자에는 비타민 C가 사과보다 2배 이상 많고 나트륨을 배출하는 칼륨이 밥보다 16배 가량 많아서 고혈압 예방과 치료에 효과가 크다. 그러나 칼륨은 가열하면 녹기 때문에 감자를 이용하여 탕이나 국으로 끓여먹을 때는 국물째 먹도록 한다. 생감자즙은 다량의 나트륨과 황, 인과 염소 성분이 있어 해독 효과가 아주 좋다.

이러한 감자는 비타민 C가 풍부해서 북유럽의 오렌지라고 불린다. 대부분 채소와 과일의 비타민 C는 쉽게 산화되지만 감자에 함유된 비타민 C는 전분으로 싸인 채 녹말 입자 사이사이에 들어 있어서 열을 가해도 견디는 힘이 강하다. 그러므로 익혀도 쉽게 파괴되지 않는 특징이 있다.

아미노산 중 메티오닌은 함량이 적기 때문에 감자를 치즈나 우유와 함께 먹으면 영양 면에서 균형을 이룰 수 있다.

한의학에서는 위궤양 치료에 감자를 활용한다. 감자는 피를 맑게 하고 기운을 돋워주며 뱃속을 든든하게 해주고 소화기능을 좋게 해준다. 성질이 차기 때문에 생감자즙을 화상부위에 바르고 붕대로 감아서 공기를 차단시키면 효과를 빨리 볼 수 있다. 무더운 여름 햇볕을 많이 쬐인 여성들이 감자팩을 하여 효과를 보는 것도 같은 이유다. 약물에 중독되었을 때 응급조치로 감자즙을 먹으면 도움이 된다.

이렇게 보관하세요

감자를 보관할 때 사과 1~2개를 같이 넣어 두면 사과의 효소가 감자에 영향을 주어서 싹이 잘 나지 않는다. 또 저온에 약하므로 냉장고에 보관하지 말고 흙이 묻어 있는 채로 통풍이 잘되며 시원하고 그늘진 실온에 보관하는 것이 좋다.

이렇게 먹으면 좋아요

좋은 감자는 수분이 적은 밭감자로 적당한 크기에 눈자국이 얕게 패인 것이다. 감자 씨눈에 햇볕을 쪼이면 녹색으로 변하고 싹에 솔라닌이라는 독소가 생성되어 식중독을 유발할 수 있다. 그러므로 싹의 눈은 제거하고 조리해주도록 한다.

영양소가 파괴되는 것을 최소화하려면 껍질을 벗기지 않고 조리하는 것이 최상이다. 또 찬물에 담가서 표면의 전분을 제거한 뒤 조리해야 부서지지 않고 깔끔하다. 간식으로 인기가 높고 태음인이나 소음인에게 좋은 식품이다.

가지
통증을 완화하고 부기를 빼주며 항암효과가 있다

인도가 원산지이며 세계 각지에 약 150여 종이 분포하고 있다.

과일과 채소 중에서 칼로리가 가장 낮으며 색깔이 고우므로 동·서양을 떠나 식탁에서 인기를 차지하고 있다. 맛이 가장 좋은 가지는 여름에서 초가을 사이에 자란 것인데 살이 통통하고 먹음직스럽게 생겼다. 이때는 씨가 적기 때문에 아린 맛도 약해지고 단맛이 생긴다.

어린 시절 시골에서 자란 필자에게는 밭에 가서 탐스럽게 생긴 생가지를 많이 따 먹었던 추억이 있다. 툭 끊어서 씹어 먹으면 그 느낌과 촉감도 좋았고 배고픈 속이 든든하고 맛도 좋았다. 그러나 먹고 나면 입술이 분홍빛으로 물들면서 입이 부르트고 혓바늘이 돋았던 기억이 생생하다.

무기질인 칼륨과 회분이 많이 함유되어 있다. 가지의 색소는 안토시안계의 나스신(자주색)과 히아신(황갈색)이 주성분이며 채소류 중에서 비타민이 가장 적다.

한의학에 의하면 가지는 성질이 차기 때문에 많이 먹으면 아랫배가 아프다고 하였다.

열이 많은 사람이나 자주 화를 내는 사람 그리고 성질이 급하고 과격한 사람을 진정시켜주는 효과가 있다. 특히 말을 많이 해야 하는 교사나 아나운서, 성우, 가수가 가지를 과식하면 목소리가 거칠어질 수 있으므로 절제해야 한다.

또한 가지는 추웠다 더웠다 하는 한열(寒熱)증세를 치료하고 고혈압이나 현기증을 개선한다. 이 외에도 피를 맑게 하고 통증을 줄여주며 부기를 빼준다.

일본 농림성 식품연구소의 실험결과에 의하면 가지, 시금치, 브로콜리를 대상으로 하여 암 억제효과를 측정하였는데, 브로콜리는 70퍼센트, 가지는 80퍼센트 이상이 암 억제 효과가 있는 것으로 밝혀졌다. 이 외에도 8종류의 암세포가 증식하는 것을 가지 추출액이 억제해준다는 것을 일본 나고야 대학의 연구팀이 발표했다. 가지에서 발암 억제 효과가 나타나는 이유는 특유의 알카로이드 성분 때문이라 보고 있다. 또 가지는 혈압을 낮추어 주는 효과가 있는데 이는 나트륨의 배출을 촉진하기 때문이다. 열을 내리고 염증도 완화해준다.

가지는 조직이 스폰지 상태로 되어 있기 때문에 비타민 E를 효율적으로 섭취하려면 튀김이나 볶음 요리로 응용해야 한다. 비타민 E는 항산화 효소가 있기에 발암 억제 효과가 있다. 가열을 해도 암 예방 성분에는 변화가 없으므로 각자의 식성에 맞게 요리해서 먹어도 무방하다.

민간요법으로는 땀띠나 사마귀, 티눈 등이 생겼을 때 생가지를 잘라서 문지르면 효과가 있고 독버섯에 중독되었을 때 가지 꼭지를 달여 마시거나 생가지를 먹으면 도움이 된다.

생가지를 얇게 썰어 문지르면 주근깨나 기미가 줄어들기도 한다. 가지 꼭지는 기침을 가라앉히고 입 속이나 혀에 염증이 있을 때 우려내어 쓰면 좋다.

좋은 가지는 보라색이 짙으면서 윤기가 있고 꼭지 부분의 가시가 날카롭고 몸통이 탱탱하다.

시골에서 나무로 불을 지펴 밥을 짓던 어릴 시절이 생각난다.

TIP

이 점을 주의하세요

가지는 성질이 차기 때문에 냉증이 있거나 기침을 많이 하는 사람, 젊은 여성, 임신부는 주의해야 한다. 또 몸이 차거나 설사를 하거나 변이 묽은 사람은 과식하지 않도록 한다.

어머니께서는 밥이 다 될 무렵 솥뚜껑을 열고 김이 무럭무럭 나는 밥 위에 칼집을 낸 가지를 얹고 찌셨다. 찐 가지를 갖은 양념을 넣고 무쳐서 밥과 같이 먹으면 맛이 아주 달콤하고 부드러웠다. 일단 썰어놓은 가지는 변색이 되기 쉬우므로 바로 물에 담가두셨는데 그러면 떫은맛도 없어졌다. 가지는 주로 김치로 양념해서 먹을 뿐만 아니라 전이나 산적, 찜 등으로 다양하게 이용한다.

건강상식

여름철 건강법과 웰빙 식품

여름은 무기력의 계절이며 더위에 몸이 축축 늘어지는 계절이다. 하지만 사계절에 잘 적응해서 살아가야 건강하다.

『동의보감』에 보면 사계절 중에서 여름이 건강을 지켜내기가 가장 어렵다고 한다. 왜냐하면 복음(伏陰 : 체내의 수액이 잘 돌지 못하여 만들어진 물질이 잠복하여 자주 발작하는 병증. 허리와 등이 쑤시고 결리며 오한과 열이 난다)으로 위장이 차게 되기 때문이다. 그러므로 신장을 보해주는 약을 항상 먹어야 한다.

특히 여름철은 차가운 음식을 절제해서 뱃속을 항상 따뜻하게 하여 구토와 설사를 동반하는 급성 위장병을 예방해야 한다. 뱃속이 따뜻하면 모든 병마가 침입하지 못하고 혈기가 스스로 장성하는 법이기 때문이다.

여름에는 낮이 밤보다 길어 활동량은 증가되지만 무더위로 식욕이 저하되고 땀을 많이 흘리게 된다. 뿐만 아니라 생활이 불규칙해지기 쉬우므로 전신피로와 무력감에 시달리게 된다. 또한 피부가 많이 노출되기에 햇빛과 각종 해충의 공격에도 무방비 상태가 된다. 게다가 덥고 축축한 날씨에는 각종 병균이 자라기 쉬우므로 배탈이 잘 나고 염증이 잘 생긴다. 그만큼 여름에는 건강 유지를 위해 어느 계절보다 각별한 주의와 노력이 필요하다.

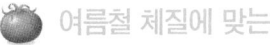 여름철 체질에 맞는 좋은 차

① 태음인

적당한 운동으로 땀을 흘려주는 것이 좋다. 사우나나 뜨거운 욕탕에서 땀을 흘리는 것도 좋다(이열치열). 오미자차나 율무차, 칡차를 권한다.

② 소음인

여름이더라도 찬 음식(냉면, 수박, 찬 우유, 돼지고기, 풋과일)은 절제해야 한다. 성질이 찬 돼지고기보다는 따뜻한 닭고기가 좋고 샤워도 따뜻한 물로 하는 것이 좋다. 생강차, 꿀차, 인삼차가 좋다.

③ 소양인

소화기능이 좋기 때문에 상추, 미나리, 오이, 수박, 참외를 권한다. 사우나는 해도 무방하며 구기자차가 좋다.

④ 태양인

사우나보다는 냉수마찰이 더 어울리는 체질이다. 모과차나 솔잎차가 좋다.

모든 체질이 더위를 이길 수 있는 차로는 냉차나 냉커피보다 오히려 따끈하게 데운 녹차나 대추차가 좋다. 시원한 차를 마시고 싶은 사람에게는 생맥산차, 인삼냉차를 권한다.

🍅 여름철 무기력증이 생기는 원인

여름이면 특별한 원인도 없는데 머리가 아프고 다리에 힘이 없고 밥맛이 없으면서 몸이 후끈거린다. 또 몸이 나른하고 힘이 빠지고 무기력해지는데 이는 진액과 원기가 부족하기 때문이다. 그러므로 여름철에는 원기를 돋우면서 허리 아래를 보강해주는 보음약을 써준다.

여름철 더운 날씨에는 더위를 이기기 위하여 인체의 양기(원기)가 상부로 뜨거나 피부로 몰려나오기 때문에 하체가 약해지고 무기력증에 빠지고 뱃속이 허해진다. 상체 또는 피부가 더위와 싸우느라 답답함이나 갈증을 느끼거나 땀을 흘리게 되면서 자연스럽게 차가운 과일이나 음료 등을 찾게 된다.

『활인서』에 의하면 여름은 사람의 정신력이 약해지는 때이다. 이 시기에 성생활을 과도하게 하면 건강에 무리가 오고 심하면 신장이 약해진다.

🍅 여름철 무기력증을 치료하는 한방약

여름철은 주로 원기를 보강하는 약을 쓰는데 심장보다 신장을 보해주는 약을 쓴다. 여름철 보약으로 이향산이나 청서익기탕, 이중탕, 보중익기탕합생맥산, 인삼양위탕, 곽향정기산, 도씨평위산, 청서익원탕, 십미향유음, 육화탕, 익원산, 청폐생맥음, 계령원, 보중익기탕, 육미지황원 등을 생김새와 체질에 따라 응용한다.

여름철 무기력증을 극복하기 위한 식품

여름은 봄에 열심히 일을 했던 간이 무척 지쳐 있는 계절이므로 복숭아, 살구, 부추, 자두 등을 먹어서 간장을 보하는 것이 좋다.

현대인은 제철이 아닌 과일을 많이 먹는데 과일은 언제나 제철에 나는 것이 좋다. 특히 신맛이 많은 여름철 과일은 심장의 기능을 좋게 하고 더위를 이기는 데 큰 역할을 한다.

 여름철 무기력증에 피해야 할 음식

너무 찬 음식은 삼가야 한다. 소화기가 약한 소음인이나 특히 몸이 찬 사람은 냉면, 돼지고기, 참외 등의 찬 음식을 주의하여 적게 먹도록 해야 한다. 이들은 오히려 이열치열(以熱治熱)을 이용하는 것이 건강에 유익하다.

 여름철 건강을 위한 생활습관

여름에는 땀을 많이 흘리고 더위로 신체조절기능이 떨어진다. 체내에 열이 축적되면 혈압이 떨어지고 혈액순환이 나빠져 소화 기능과 두뇌회전도 둔해지고 저항력도 떨어진다. 형상의학적으로 손발이 유난히 찬 사람, 입술색이 푸른 사람, 눈이 안쪽으로 쑥 들어간 사람은 원래 몸이 찬 체질이기 때문에 더운 여름에도 찬물은 되도록 피해주는 게 좋다. 여름을 잘 극복하기 위해서는 계획적인 생활과 적절한 휴식 및 정서적인 생활 유지, 균형 잡힌 식사를 통한 올바른 영양 관리가 중요하다.

❶ 이열치열을 이용한다

무더운 여름 찬 음식을 계속 먹으면 소화기능이 떨어지고 배탈이 나기 쉽다. 반면 무더위에 땀을 흘리면서 더운 음식을 먹으면 차가워진 뱃속을 따뜻하게 데워 허약해진 비위의 균형을 조절해 주기 때문에 좋다.

삼복더위 보양식으로는 따뜻한 삼계탕이나 영계백숙 등을 권한다. 이들 보양식은 약해진 양기를 북돋아 기혈의 균형이 깨지지 않도록 막는다. 여러 가지 한약재를 넣고 푹 고아서 삼계탕을 만들면 강장·강정식이 된다. 추어탕도 고단백으로 속을 덥게 하고 원기를 북돋우며 저항력을 높여주는 효과가 있다.

❷ 편식을 피하고 균형 잡힌 식사를 한다

여름에 식욕이 없어 아침식사를 거르면 뇌에 영양 공급이 제대로 되지 않아 집중력이 떨어진다. 그러므로 신맛이 나는 식품이나 마늘, 생강, 고추, 겨자 등의 향신료를 넣어 식욕을 잃지 않도록 노력해야 한다.

미나리, 당근, 쑥갓, 부추, 상추 등의 비타민 A와 비타민 C가 많은 녹황색 채소와 소고기 등의 육류나 생선, 콩, 해삼 같은 양질의 단백질 식품 그리고 칼슘이 많은 유제품 등을 함께 균형 있게 섭취하면 질병에 대한 저항력도 커져서 여름을 잘 이겨낼 수 있다.

또한 피로를 덜 느끼게 하는 비타민 B군의 식품을 섭취한다. 비타민 B군은 생선과 육류, 현미와 콩류 그리고 유제품에 많이 함유되어 있다.

철분이 부족하면 피로를 쉽게 느끼고 빈혈, 무기력증, 식욕감퇴, 신체 발육 저하, 주의력 결핍, 기억력 장애 등의 증세가 나타나는데 어패류, 육류, 간, 계란, 검정콩, 시금치 등이 이를 막아준다.

특히 토마토, 참외, 수박, 포도, 자두, 오이, 복숭아 등 여름철 식품은 갈증 해소와 피로 회복에 효과가 아주 뛰어나다.

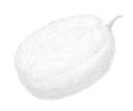

식욕을 북돋아주고
피부를 예뻐지게 하는
가을철 웰빙 식품

당근

스태미너와 여성의 빈혈과 냉증, 저혈압에 좋다

미나리과에 속하는 뿌리 채소다.

중국에서는 무와 비슷하다고 해서 호라복이라고 하였다. 인삼이 없었던 일본에서는 당근을 인삼 대신으로 사용하였다.

주황색은 봉사와 희생을 의미하고 우울함을 이기게 하며 닫힌 마음에 희망찬 활기를 준다고 한다.

당근은 비타민 A가 풍부한 대표적인 채소로 눈의 피로를 덜어주고 시력을 보호한다. 피부가 건조해지는 것을 막아주며 모발과 치아의 성장을 촉진하고 저항력을 높여준다. 식욕이 좋아지게 하고 신경쇠약을 해소하며 백내장을 예방한다.

특유의 고운 빛깔과 달콤한 맛과 향기를 가지고 있는 당근은 그 효능이 다른 채소나 과일과 비슷하다. 사실 채소와 과일은 색이 선명하고 진할수록 항산화물질이 많이 함유되어 있는데 당근도 그래서 적황색이 짙을수록 항산화물질인 카로틴이 많이 들어 있다. 카로틴은 세포가 산화되어 손상되는 것을 막아 몸을 젊게 유지해준다.

비타민 A가 부족하여 피부가 거칠고 병균에 대한 저항력이 약해져서 여드름이 나고 잘 곪는 증상, 시력이 떨어지고 성장발육이 나빠지는 증상을 당근이 호전시켜준다. 그러므로 몸이 허약하거나 질병이 있거나 피로를 잘 느끼는 사람에게 아주 좋다.

카로틴은 호박이나 오이 등 녹황색 채소에 풍부하게 들어 있는데, 그 중에서 당근에 가장 많은 것으로 알려져 있다. 녹황색 채소 100그램당 카로틴 함유량은 보통 600밀리그램 정도인데 당근에는 약 7,300밀리그램이 있을 정도로 엄청나다.

미국의 한 암 연구소의 연구발표에 의하면 당근즙을 매일 1/2컵씩 마시면 폐암의 발생 위험이 50퍼센트 정도로 줄어든다고 하였다.

한의학에 의하면 당근은 양기를 회복하고 피를 보해주는 작용이 뛰어나다. 원기와 양기를 강하게 해주고 하초(下焦 : 배꼽 아래에 해당하는 부위로 신장, 방광, 대장, 소장 따위의 장기가 포함된다)를 따뜻하게 하면서 찬 기운이나 습(濕)을 제거해주는 효능이 있다. 특히 여성들의 냉증과 빈혈, 저혈압 치료에 효과가 있다. 당근은 기를 조절하고 위와 장을 도와 체력과 면역력을 증가시키며 혈액순환도 도와준다.

당근에는 식물성 섬유질이 풍부하므로 식사습관이 일정하지 않은 젊은 여성들이 피부가 거칠거나 변비가 있을 때 먹으면 아주 좋다. 식물성 섬유는 혈중 콜레스테롤 수치를 낮춰주고 간을 정화시켜주며 몸 안의 독소를 제거해준다. 영양소로는 칼슘, 철, 아연 등의 무기질이 풍부하다. 점막의 저항력을 강하게 하여 눈의 피로를 개선하고, 각종 상처를 아물게 하는 효과가 뛰어나 위궤양 치료에 효과가 있다. 이 외에도 보온작용과 혈액순환에 도움을 주기 때문에 여름철 냉방병을 예방한다. 특히 허약한 사람이나 질병을 앓고 난 후의 환자나 피로를 잘 느끼는 사람에게 좋다. 한의학에서는 여름철 냉방병에 곽향정기산이라는 처방을 많이 쓴다.

최근 연구발표에 의하면 당근은 항암작용을 하고 혈압을 내려주며 심장을 튼튼하게 해주고 혈당을 내려준다. 또한 만성화된 설사나 이질병에도 효과가 있다고 밝혀졌다.

당근의 성분을 보면 비타민 외에도 수분이 약 89퍼센트로 가장 많고 당질이나 단백질, 섬유질, 칼슘, 인과 철 그리고 나이아신, 리보플라빈, 티아민 등이 골고루 들어 있다.

TIP

이 점을 주의하세요

오이와 같이 비타민 C가 풍부한 채소는 당근과 함께 즙을 내지 않도록 한다. 그러나 당근을 약간 데치거나 식초를 조금 쳐서 요리하면 무방하다. 이유는 당근에 함유되어 있는 비타민 C를 파괴하는 물질인 아스코르비나체 때문인데 이 물질은 가열을 하거나 산에 닿으면 없어진다. 성질이 따뜻해서 몸에 열이 많은 사람은 많이 섭취하지 않도록 한다.

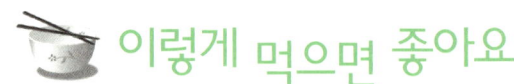 이렇게 먹으면 좋아요

사과와 궁합이 잘 맞아서 함께 갈아 마시면 맛도 좋고 비타민의 효율도 더욱 향상된다. 이때 사과는 껍질을 깎지 말고 통째로 간다. 레몬즙을 약간 첨가하면 단맛이 줄어들면서 상큼하고 시원한 맛을 즐길 수 있다.

당근은 동물의 간(肝)과 영양 성분이 비슷하므로 아이들에게 먹이면 대체효과가 있다.

우유를 당근에 첨가해서 주스를 만들어 마시면 우유에 들어 있는 지방이 비타민 A의 흡수를 도와준다. 우유 한 컵에 당근 1/2개를 갈아서 매일 아침 공복에 한 번씩 마시면 좋다. 당근을 기름에 볶아서 먹으면 베타카로틴의 흡수율을 높일 수 있다.

체질상 소음인이나 태음인에게 좋다.

송이버섯
동맥경화, 심장병과 당뇨병, 고지혈증에 좋다

성질이 서늘하고 열량이 적고 맛이 달다.

강원도 두메산골은 가을이 되면 미식가들이 몰려든다. 이는 버섯의 귀족이자 산속의 진미로 불리는 송이버섯의 유혹 때문이다. 송이버섯은 소나무의 기운이 배어 있고 독이 없으며 향기가 좋아서 버섯 중의 제일이라고 한의서에는 전해지고 있다. 특히 국산 송이버섯은 기후 조건이 좋아서 향기와 맛이 뛰어나고 부드럽다.

송이버섯은 버섯의 귀족이라는 호칭답게 생장환경이 몹시 까다로워 아무 곳에나 뿌리를 내리지 않는다. 또 채취량도 적은 편이다. 20~60년 된 소나무에서만 발견되며 한 번 난 그 자리에는 다시 나지 않아서 희소가치가 크다. 특히 소나무 수령이 40~60년쯤 된 곳에서 가장 많이 나온다고 한다. 초가을 추석을 전후하여 약 3주 정도 잠깐 채취하는데 인공 재배가 어렵고 가격이 비싸서 서민들이 먹기에는 쉽지 않다. 나오는 시기와 양도 그 해의 강수량에 따라 천차만별이다. 또 땅속 온도가 5~7일간 섭씨 19도 이하로 지속되어야 자라기 때문에 가을이 되어야만 만날 수 있다. 예로부터 버섯 중에 으뜸은 소나무의 푸른 기운 가운데서 자라는 송이요, 두 번째가 능이요, 세 번째가 표고요, 네 번째가 석이라 했다.

송이버섯은 성질이 서늘하고 열량이 적으면서 맛이 좋아 몸에 열이 많거나 비만인 사람에게 좋다.

버섯에는 섬유소와 약간의 단백질만 들어 있을 뿐 칼로리가 거의 없어서 많이 먹어도 살이 찔 염려가 없다. 전분과 단백질의 소화 효소 분비를 촉진하는 물질도 들어 있다. 그래서 고기를 먹을 때나 밥을 먹을 때 버섯을 곁들이면 소화가 더 잘된다.

한의학에서 송이버섯은 위와 장의 기능을 도와주고 기운의 순환을 촉진해서 손발이 저리고 힘이 없거나 허리와 무릎이 시리거나 소화 장애가 있는 사람에게 아주 좋다. 송이에 함유된 다당체는 항암작용을 하는 것으로 알려져 있다.

특히 감칠맛을 나게 하는 구아닐산 성분은 콜레스테롤 수치를 떨어뜨리고 혈액순환을 좋게 해준다. 노인이 되면 운동량과 기초대사량이 떨어지면서 동맥경화나 고지혈증, 심장병, 당뇨병 등 생활습관병 환자들이 늘어나는데 이러한 질병 치료에 도움을 주는 좋은 식품이 버섯이다. 몸이 뜨거우면서 설사를 자주 하는 사람이 삶아 먹으면 좋다.

송이버섯에 함유된 무기질 함량은 다른 버섯보다 압도적으로 많다. 대표적인 무기질 성분인 칼륨은 느타리버섯보다 10배 가량 많아서 고혈압을 예방하고, 철분은 10배 정도 많다. 또 양질의 단백질과 비타민 B_2, 비타민 D가 풍부하다.

TIP

이 점을 주의하세요

버섯은 습하고 썩은 곳에서 나오기 때문에 몸이 차고 수분대사가 느린 사람은 절제해야 한다. 흔히 영지버섯을 재료로 하는 드링크 제품에는 꿀이 함유되어 있는데 이는 버섯의 찬 성질을 중화하여 설사를 막기 위한 것이다.

이렇게 보관하세요

송이는 보관 상태에 따라 맛이 달라지므로 각별히 신경 써야 한다. 씻지 말고 솔잎과 함께 넣고 하나씩 신문지나 한지로 싼 후 향이 달아나지 않게 랩으로 진공포장을 하여 섭씨 영하 30도 이하에서 급냉한다. 냉장고에 1~2주 정도 보관하려면 창호지나 한지 같은 습기를 잘 흡수하는 종이로 낱개 포장을 해서 보관해야 한다.

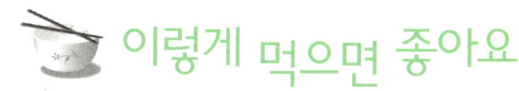 이렇게 먹으면 좋아요

좋은 송이버섯은 갓이 피지 않고 향이 진하며 갓 둘레가 자루보다 약간 굵다. 또한 줄기가 굵고 갓의 육질이 두껍고 단단하며 은백색이 선명하다. 자루 길이가 길면서 밑부분이 굵으면 아주 좋은 상품에 해당한다.

송이버섯은 짧은 시간에 씻어야 향기가 없어지지 않는다. 얇게 썰어서 참기름을 섞은 소금에 찍어 먹거나 산적이나 송이버섯밥을 만들어 먹거나 조갯살과 함께 전골 요리를 해서 먹으면 좋다.

섭씨 60도가 송이버섯의 향과 맛 그리고 영양분을 가장 잘 살릴 수 있는 적정 온도다. 요리를 할 때에는 진공포장 상태로 물에 담가 녹인다. 냉동실에서 꺼낸 후 보통 5~10분 이내에 요리를 해야 송이버섯의 색상과 향을 유지할 수 있다.

소양인, 태양인, 태음인에게 좋다.

양파
노화와 발암물질을 억제하고
성인병 예방에 아주 좋다

성질이 따뜻하고 맛이 맵고 달다. 단맛과 매운맛이 조화를 이루고 있는 좋은 식품이다.

중국 요리에는 돼지고기가 많이 사용되는데 비계를 이용한 기름이 건강에 문제가 된다. 돼지고기는 콜레스테롤이 많아 동맥경화 등 순환기 장애를 일으키는 원인이 되기 때문이다. 이를 해소하는 것이 바로 양파다. 중국인들이 기름진 음식을 많이 먹는데도 심장질환 발생률이 미국인보다 10배 가량 낮은 이유도 끼니마다 식탁에 양파를 올리기 때문이다.

양파를 자르면 눈물이 나는 것은 황화아릴 때문이다. 황화아릴은 인체로 들어오면 알리신으로 변해서 혈관벽에 콜레스테롤이 붙지 않게 한다. 그러므로 동맥경화로 생기는 고혈압, 중풍과 같은 생활습관병과 심장질환을 예방해주는 효과가 있다.

양파는 인슐린 분비를 촉진해주고 혈당치를 저하시켜준다. 암 예방에 효과적인 천연 강장제이자 항균제다. 양파가 스태미너 식품으로 인기가 있는 이유는 칼륨과 철분이 풍부하기 때문이다.

또한 양파는 니코틴을 해독해주고 쇠퇴한 시력을 회복시켜주는 효능이 있다. 혈액 내 점도를 떨어뜨려 혈액순환을 개선해주고 산소와 영양의 공급을 돕는다. 양파의 섬유소는 장 운동을 촉진시켜 변비 해소에도 도움이 된다. 햄버거나 샌드위치에 양파를 넣는 이유는 고기를 구워 먹을 때 생기는 니트로소아민을 억제할 수 있기 때문이다. 니트로소아민은 어류나 육류가 식품첨가물을 만났을 때 생기는 유해물질로 어묵이나 소시지, 햄에 많이 함유되어 있다.

양파는 세계 장수촌으로 알려진 코카서스 사람들이 즐겨 먹는 식품이다. 노화의 원인이 되는 산화작용을 억제해주는 퀘르세틴이라는 폴리페놀 성분이 양파에 들어있기 때문이다. 겉 껍질에 많은 퀘르세틴은 강력한 항산화작용을 하여 불포화지방산의 산화를 억제하고 혈관벽을 튼튼하게 한다.

또 몸이 차고 소화기관이 약한 사람들의 위장기능을 강화하고 체력을 보강해주며 항알레르기 작용을 한다. 신진대사를 원활하게 하면서 폐를 회복하는 효과도 있다.

최근에는 양파가 혈액 속의 콜레스테롤을 제거하고 심장혈관의 혈류량을 증가시키는 효과가 있다고 알려져서 성인병 예방 식품으로 인기가 높다.

양파는 파뿌리와 비슷한 효능을 갖고 있어서 감기 예방에도 효과가 있고 초기 감기 치료제로 달여서 마시면 좋다.

양파는 마늘과 달리 볶거나 끓여서 열을 가하면 유화아릴이 파괴되어 매운 냄새가 없어지기 때문에 서양 요리에 중요한 식품이다. 특히 양파를 육류와 함께 먹으면 활성 성분이 단백질과 결합하여 고기 특유의 냄새를 없애고 혈액을 청소해주는 효능이 뛰어나다.

양파에 열을 가하면 설탕보다 50배 정도로 단맛이 강해진다. 피로회복의 원천인 양파의 주성분은 비타민 B_1이다. 비타민 B_1이 부족하면 피로물질이 몸에 쌓여 쉽게 피로를 느끼고 성격이 급해지고 스트레스 저항력도 떨어진다. 매일 공복에 양파를 섭취하면 장활동이 활발해진다. 하지만 영양 면에서 보면 날로 먹는 것이 가장 좋다. 양파는 피로와 혈관노화로 인한 두통에도 아주 좋다.

양파의 알린과 플라보노이드 성분에는 식중독의 원인인 살모넬라균과 대장균을 멸균시키는 효과가 있다.

습진이나 무좀 등 곰팡이성 피부질환이 있는 사람들이 욕조에 양파를 넣고 목욕하면 아주 효과가 좋다. 또 불면증이 있을 때는 양파를 잘게 썰어 머리맡에 두고 자면 효과가 있다. 양파 껍질의 황금색을 띠는 케르세틴 색소는 담배, 스트레스, 자외선 등으로 생긴 활성산소의 활동을 제한시켜준다. 강력한 항산화작용으로 노화와 질병을 예방하고 면역력도 올려준다. 양파 겉 껍질을 차처럼 끓여 마시면 혈관이 유연해지고 고혈압, 동맥경화, 이명(耳鳴 : 귀울림) 등의 증상 예방에 효과가 있다고 한다. 양파 껍질은 생강과 같이 끓여서 마시면 효과가 상승한다.

애주가라면 소주에 양파를 첨가해서 마시면 좋다. 양파에는 글루타티온 유도체라는 성분이 함유되어 있어서 간장의 해독기능을 강화시켜 주독을 풀어주는 효과가 있기 때문이다.

양파는 평소 장기간 섭취하는 것이 중요하다. 먹으면 좋은 체질은 소음인이나 태음인이다.

TIP

이 점을 주의하세요

양파는 따뜻하고 매운 성질이 있으므로 열이 많은 사람이 과식하면 피부가 건조해지고 가슴이 답답해지는 이상 증상들이 나타날 수 있다. 위에 자극을 주고 위 속의 단백질 분해 효소인 펩신의 작용을 약화시킬 수도 있으므로 변비가 심한 사람이나 성격이 급한 사람은 많이 먹지 않도록 한다. 공기가 잘 통하는 그물망에 보관해야 쉽게 무르지 않는다.

인삼

항암작용을 하며 심장을 튼튼하게 하고 피로회복에 좋다

성질이 따뜻하고 맛이 달고 약간 쓰다.

예로부터 산삼은 신비의 명약으로 사용되었다. 하지만 값도 비싸고 구하기도 어려워서 인삼을 대신해서 많이 사용하고 있다. 인삼은 산삼만큼은 아니어도 약효가 인체에 골고루 좋은 한약재다.

인삼은 사포닌, 당류, 유기산, 비타민, 무기질 등의 성분으로 구성되어 있는데, 특히 사포닌 성분이 약 30여 종 함유되어 있다. 사포닌은 인체의 신진대사를 원활하게 해주고 영양분의 흡수뿐만 아니라 소화를 촉진시켜준다. 또 항피로와 항스트레스 작용이 활발하여 중추신경계에 자극을 줄 뿐만 아니라 진정효과가 탁월해서 두뇌활동에 활력을 제공한다. 그러므로 업무에 시달리는 직장인이나 공부하는 학생에게 좋다.

한의학에 의하면 인삼은 원기를 크게 보해주고 비장과 폐장을 도와준다. 또한 심장을 튼튼하게 해주고 진액을 만들어서 갈증을 멎게 하고 심신을 안정시켜주며 혈액을 생성한다. 무기력증, 식욕이 떨어지고 헛배가 부르는 증상, 오랜 설사로 인한 탈항증이나 소갈병에도 좋다. 또 가슴이 두근거리는 증상이나 불면증에도 효과가 있다. 그뿐 아니라 피로회복 효과가 탁월하고 뇌와 근육의 운동을 활발하게 해준다. 특히 기가 약해서 아침에 잘 일어나지 못한 사람에게 아주 효과적이다. 체내의 오장을 보해주고 오랫동안 복용하면 몸이 가뿐해져서 수명이 길어지게 한다.

또한 폐의 기운을 보하여 천식을 치료하며 상처를 아물게 하고 설사를 멎게 하며 독성을 제거해주는 효능이 있다.

임상에서는 빈혈, 간장질환, 동맥경화, 심혈관질환, 당뇨병, 우울증, 신경쇠약, 스트레스, 심부전, 궤양 등에 뛰어난 치료효과를 나타내며 항암작용을 한다. 알코올을 빨리 분해하고 배설하게 하여 음주로 인한 간 손상도 막아준다. 혈당을 떨어뜨려 당뇨병에 좋고 남성의 발기부전이나 양위, 조루 등의 성기능 장애에도 효과가 있다. 기를 보하는 작용이 강해서 실증(實症 : 실제로 판단되는 증상)보다는 허증(虛症 : 정기가 부족하여 몸의 저항력과 생리적 기능이 약하여진 증상)에 주로 응용된다.

한 연구조사에 의하면 인삼의 효능은 매우 훌륭하다. 항산화작용을 하며 각종 스트레스에 대한 적응력을 증대시키고 생체기능 장애를 조절하여 정상화시키는 것으로 알려졌다. 또 항암작용, 원기증진, 혈액순환 개선, 신진대사, 폐기능 강화, 신경안정, 갈증 해소를 돕는다. 설사를 멈추게 하고 체내 독소를 제거하는 효능이 있다. 이 외에도 정자의 활동성을 증가시키고 체외 생존 시간을 늘린다고 한다.

소음인에게 어울린다.

TIP
이 점을 주의하세요

인삼은 열성 식품이므로 몸에 열이 많은 체질이나 코피를 자주 흘리는 사람, 감기 초기에 고열이 나거나 체한 사람, 혈압이 높은 사람에게는 사용하지 않도록 한다. 열이 많은 사람이 먹으면 두통이나 피부 발진, 복통 등의 부작용이 올 수 있다.

인삼을 먹으면 얼굴이 붉어지거나 숨이 가빠지는 사람, 아토피성 피부 질환이 있는 사람은 절제하는 것이 좋다. 평소 인삼을 먹을 때에는 커피, 녹차 등을 마시지 않는 것이 좋다. 특히 어린아이는 열이 원래 많으므로 인삼이나 홍삼을 절제해야 한다.

토란
변비와 다이어트에 효과적이다

성질이 차고 맛이 맵고 아리면서 달다.

원산지는 인도 동부와 동남아의 열대·아열대 지역이다.

필자에게는 한여름 소낙비가 내리면 토란잎으로 우산 대신에 빗줄기를 가렸던 유년 시절 추억이 있다. 추석 무렵이면 많이 생산되는 알뿌리 채소이자 잎줄기 채소다.

토란은 주성분이 단백질과 당질이다. 이 외에도 칼륨이 풍부하고 다른 감자류에 비해 칼로리가 낮다.

토란을 잘랐을 때 나오는 끈적끈적한 점액성 물질은 당질로 소화 장애를 일으키지만 간장과 신장기능을 강화하는 효과가 있다. 토란 전분은 입자가 작기 때문에 가루로 섭취하면 소화가 잘되고 뱃속의 열을 내리고 노화 방지에도 효과가 있다.

한의학에서 토란은 비위기능을 보해주고 간장과 신장을 도와주며 부스럼이나 담괴(담이 뭉친 것)를 풀어준다. 특히 뱃속에 있는 담괴를 풀어주고 피부의 화농성 종기 등을 치료해주는 효과가 있다. 궤양을 예방해주고 섬유질이 풍부해서 변비와 다이어트에 효과적이다.

토란은 주성분이 전분이지만 탄수화물, 철분, 칼슘, 비타민 B_1, 비타민 B_2, 비타민 C도 풍부하다. 칼슘은 감자보다 훨씬 많이 함유하고 있다. 토란의 비타민 B_1과 비타민 B_2는 피부 미용과 고혈압 치료에 효과가 있다. 멜라토닌 성분도 들어 있는데 이는 두뇌 깊숙한 송과선에서 분비하는 호르몬으로 생체리듬을 주관한다. 이 성분은 해외출장을 자주 다니는 사람이 시차 적응이 잘 안 되어 불면증이나 피로를 자주 느낄 때 아주 좋다.

특히 토란 줄기는 스트레스를 풀어주며 야뇨증 치료에 좋고 알레르기성 비염이 있거나 잠을 자면서 식은땀을 많이 흘릴 때 먹으면 좋다.

종기나 피부염, 치질, 벌레 물린 데, 타박상에 토란을 짓찧어서 붙여주면 효과가 있다.

TIP
이 점을 주의하세요

토란은 생으로 먹으면 중독 증상이 있으므로 주의하고 성질이 차기 때문에 몸이 찬 사람은 과식하지 않도록 한다. 토란대나 토란에는 수산석회가 들어 있으므로 과식하면 결석의 원인이 될 수 있다.

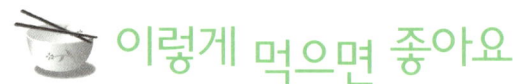 이렇게 먹으면 좋아요

토란은 독이 있고 아린맛이 있으므로 쌀뜨물 등에 삶아서 미끈거리는 성분을 헹구어 낸 뒤에 요리해야 한다.

토란 잎과 줄기는 주로 말려서 나물로 먹는데 이때 들깻가루를 넣고 볶으면 구수한 맛을 즐길 수 있다. 토란과 들깨는 궁합이 잘 맞다. 정월 대보름에 나물로 먹기도 하고 육개장 등에도 많이 넣어서 요리한다.

들깨를 넣은 토란탕은 가을철 별미다. 과식으로 배탈이 나기 쉬운 추석에 소화도 잘되고 변비와 식중독을 예방해주는 토란탕을 준비한 선조들의 지혜와 배려에 고개가 숙여진다.

토란탕에 다시마를 넣어도 좋다. 다시마에는 알긴이라는 당질과 요오드 성분이 들어 있어서 수산석회와 같은 유해 성분이 체내에 흡수되지 않도록 하고 토란의 떫은맛을 제거하여 시원한 맛을 느끼게 해준다. 또한 섬유질이 풍부해서 신진대사도 촉진시켜준다.

토란죽은 오랜 전통으로 내려오는 사찰건강식이다. 현미찹쌀과 토란에 참기름을 섞어서 볶다가 물을 부어 쌀알이 푹 퍼질 때까지 끓여주면 토란죽이 된다. 참기름이 토란의 아린맛을 없애주고 구수한 맛을 더한다. 토란죽은 장 운동을 활성화시켜서 식욕을 돋우고 가슴이나 복부의 답답함을 풀어주면서 대변이 잘 나오게 한다.

먹으면 좋은 체질은 소양인이나 태양인이다.

감
혈압을 낮춰주고 항암작용을 하며 설사를 멎게 한다

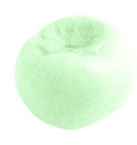 성질이 차갑고 맛이 달면서도 떫다. 중국과 우리나라가 원산지다.

조상들은 감나무가 칠덕(七德)이 있다고 하였다. 그 첫 번째는 수명이 길고 두 번째는 녹음이 짙고 세 번째는 벌레가 먹지 않고 네 번째는 새가 집을 짓지 않고 다섯 번째는 단풍이 아름답다. 여섯 번째는 열매가 좋고 일곱 번째는 낙엽이 거름이 된다. 특별한 종교가 없었던 조상들은 감이 많이 열리는 것을 보고 아들을 낳기를 바라고 자손이 번창하기를 기원했다.

감은 수분이 80퍼센트 이상이어서 저장성이 높은 편이 아니다. 그래서 조상들은 곶감을 만들어 장기 보관했다. 떫은 감은 물에 삭혀서 달게 만들어 먹거나 홍시로 익혀서 먹었다.

감은 베타카로틴이 풍부해서 항암작용을 하며 질병에 대한 저항력을 길러준다.

한의학에서는 가슴이 답답하고 배가 아프거나 설사를 할 때 감을 이용한다. 담이 걸리거나 기침이 나오고 가래가 끓을 때, 열이 나고 인후에 통증이 있거나 목이 마를 때 먹으면 좋다. 고혈압이 있거나 위궤양이 있는 사람에게도 좋다. 열을 내려주면서 폐기능과 장의 수렴작용을 돕기 때문이다. 몸 안에 흡수된 알코올 성분을 빨리 분해시키기 때문에 숙취 해소에도 좋다.

떫은맛을 내는 성분은 디오스프린으로 탄닌의 일종이다. 이는 혈관의 투과성을 높여주기에 혈압을 낮춰준다. 감잎도 마찬가지다.

하지만 탄닌 성분은 철분과 결합하면 빈혈을 일으킬 수 있으므로 혈압이 낮거나 빈혈이 있는 사람이나 임산부는 조심해야 한다. 탄닌은 피를 토하거나 뇌출혈 증세가 있을 때 지혈을 도와준다.

곶감은 누구나 즐겨먹는 겨울철 전통 간식으로 많이 먹어도 무방하고 체력을 보강하는 효과도 뛰어나다. 곶감에는 과당, 비타민 C, 콜린이 풍부한데 이러한 성분은 알코올 분해를 도와준다. 특히 음주 후 속이 울렁거리거나 토할 것 같을 때 곶감을 먹고 배를 따뜻하게 해주면 주독이 빨리 풀어진다.

TIP
이 점을 주의하세요

떫은맛을 내는 탄닌은 수렴작용이 강하기에 변비 증세가 있는 사람은 절제해야 한다.

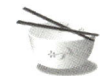 이렇게 먹으면 좋아요

감꼭지나 곶감 꼭지를 달여 마시면 딸꾹질을 멈출 수 있다. 곶감을 술에 담근 시침은 갈증을 줄여주는 효과가 있다. 생선 등의 짠맛을 제거하려면 마른 감잎을 넣으면 된다.

감잎차는 5~6월에 감잎을 따서 뜨거운 물에 잠깐 담그거나 증기에 찐 후 말려서 만든다. 감잎은 성분이 차고 맛이 쓰기 때문에 혈압과 콜레스테롤의 수치를 낮추어주고 심장관상동맥을 넓게 해서 혈액순환을 촉진시켜준다. 심장병이나 고혈압 그리고 동맥경화증 예방에 이로운 차다. 보통 뜨거운 물에 약 3분 가량 하루 약 5~10그램 정도를 넣고 충분히 우려서 수시로 마신다.

곶감 표면의 흰 가루는 건조로 농축된 당액이 수분이 증발하면서 표면에 생겨난 포도당과 과당이므로 그냥 먹어도 좋다.

먹으면 좋은 체질은 소양인과 태양인이다.

대추
신경안정제이며 노화 방지와 위장질환에 좋다

성질이 약간 따뜻하고 온화하고 독이 없고 맛이 달다.

한구석에서 꿋꿋이 자라 가지가 휘어질 정도로 열매가 많이 열리므로 장수와 다복 그리고 자손 번창을 뜻하는 과일의 대명사가 되었다. 우리나라에는 삼국 시대 이전부터 있었다고 추측된다.

한의학에 의하면 대추는 오장을 보호하고 위장을 튼튼하게 하며 속을 편안하게 해주고 기운이 부족한 것을 보충하면서 온갖 약의 성질을 조화시킨다. 오래 먹으면 얼굴색이 좋아지고 몸이 가벼워지면서 늙지 않는다고 한다. 즉 위장을 건강하게 하고 노화를 막아주는 효과가 있어 노인에게도 좋다. 특히 몸이 차고 소화기관이 약한 사람은 장기간 먹는 것이 좋다.

살이 자꾸 빠지고 정력이 떨어졌을 때, 식은땀이 나거나 음주 다음날 몸이 나른할 때 대추를 먹으면 신체를 빨리 회복할 수 있다. 또 대추는 허약한 기를 보강해주고 폐와 기관지를 도와서 기침을 멈추게 한다.

대추를 먹으면 마음이 불안하거나 가슴이 두근거릴 때도 효과가 좋다. 왜냐하면 대추의 단맛이 진정작용을 하여 심신을 안정시켜주기 때문이다. 대추는 스트레스, 불안증, 우울증, 히스테리, 불면증 등의 여러 가지 신경성질환에 아주 효과가 좋다. 특히 예민한 여성에게 그러하다.

다른 과일에 비해서 대추는 당질 함량이 매우 높아서 뇌에 에너지를 공급하고 긴장을 풀어주며 신경의 흥분을 가라앉힌다. 한의학에서는 대추를 대조(大棗)라고 하는데 보혈작용을 하므로 빈혈 치료에 탁월하고 여성에게 특히 좋다. 정력 강화와 보양효과도 뛰어나다.

고시나 입시를 준비하느라 신경과민과 위장질환으로 고생하기 쉬운 사람은 대추차를 수시로 마셔주면 좋다. 특히 임신부는 대추를 구워먹으라고 권한다. 대추가 오장육부를 보해주고 12경맥을 도와주기 때문이다.

이 외에도 대추는 강장작용을 하고 원기회복에 좋으며 이뇨효과가 있다. 신경쇠약이나 여성의 냉증 등을 치료하는 데도 효과가 있다. 피부가 검은 여성, 코가 살이 없고 길면서 큰 사람, 얼굴에 살이 없으면서 각이 진 여성, 남자 같은 인상을 주는 여성

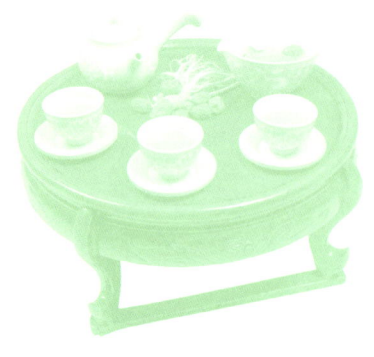

은 신경성질환이 잘 나타날 수 있으므로 대추를 먹으면 좋다.

대추씨에는 신경을 이완시키며 잠을 잘 오게 하는 성분이 있기에 불면증 치료에 도움이 된다. 대추 잎사귀는 더위를 먹었을 때 좋지만 풋대추는 과식하면 위장 장애를 일으킬 수 있으므로 주의한다.

파란 생대추에는 비타민 B와 비타민 C 등의 비타민과 칼슘과 철분 등이 풍부하다. 그리고 마른 대추에는 탄수화물과 단백질 외에도 인, 칼슘, 철분, 칼륨 등과 같은 무기질, 베타카로틴, 식이섬유, 비타민 등이 들어 있으며 열량이 높아서 강장효과가 크다. 이런 무기질과 베타카로틴은 활성산소를 제거하고 노화를 막아주며 모세혈관을 튼튼하게 하여 고혈압이나 동맥경화 등과 같은 생활습관병을 예방하여 장수하게 한다. 식이섬유는 발암물질을 흡착해서 체외로 보내는 데 효과가 있다.

대추는 비타민 C가 풍부하여 스트레스를 해소하는 효과가 있다. 대추에 함유된 사포닌 성분은 대추와 인삼 등에만 있는 것으로 피부에 수분을 공급하여 탄력성을 높여주고 모세혈관을 확장하여 피부 결이 좋아지게 한다.

대추가 단맛을 내는 이유는 갈락토오스, 맥아당 등과 같은 당이 들어 있기 때문이다. 이러한 당은 약물의 작용을 완화하고 중화시켜준다. 그리고 독성과 자극성을 줄여주며 약을 부드럽게 해준다. 거의 모든 한약에 대추를 넣는 이유도 이 때문이다.

　대추를 먹으면 좋은 유형은 입술이 크면서 힘이 없는 사람, 가슴이 풍만하고 배가 나왔으며 눈두덩이가 부어오른 듯 두툼한 사람, 입 주위에 주름이 많은 사람이다. 이런 사람은 비위기능이 약해서 소화기질환으로 고생하는 경우가 많기 때문이다.

　일상에서 인삼과 함께 끓여 먹는 대추차는 허약한 몸을 보강해서 튼튼하게 하며 혈액순환이 잘되게 해준다. 민간요법으로는 불면증이 있는 사람이 대추에 파의 흰 뿌리를 넣어 함께 끓여 마시면 효과적이다.

　먹으면 좋은 체질은 소음인이다.

TIP

이 점을 주의하세요

대추는 따뜻한 성질이 있으므로 생대추를 먹으면 몸에 열이 생기고 위장기능이 손상되어 소화 장애를 일으킨다. 몸속에 열이 많고 변비가 심한 사람은 절제해야 한다. 헛배가 부르고 음식을 먹지 않아도 속이 찬 느낌이 드는 사람도 절제하는 것이 좋다.

오미자

피로회복제와 강장제이며 당뇨병 환자의 갈증 해소에 좋다

성질이 완만하고 순하다. 목련과에 해당하는 낙엽수의 열매다.

냉장고가 없던 무더운 여름, 우리 선조들은 다양한 빛을 내는 오미자국물에 수박이나 참외를 띄운 화채로 청량음료를 대신했다.

껍질은 짠맛이, 과육은 신맛(사과산, 주석산 등과 같은 유기산의 맛), 단맛, 매운맛이, 핵은 매운맛, 쓴맛, 짠맛이 난다. 하나의 열매지만 다섯 가지 맛이 난다고 하여 오미자라고 이름 붙였다.

오미자는 유기산이 많아서 신맛이 강한 편이다. 신맛은 수렴작용을 하여 정력을 보강해주고 기관지를 수축시켜 기침을 멎게 한다. 그러므로 입이 마르거나 갈증이 심할 때, 땀을 흘리거나 설사를 할 때, 기침과 가래를 동반하는 만성기관지염이나 천식 그리고 인후염이나 편도선염 등이 있을 때 치료 효과가 매우 좋다.

오미자는 또한 말을 많이 해서 목이 잘 쉬는 사람의 목을 풀어주고 육체노동을 하는 사람의 피로를 없애준다. 다뇨증(多尿症 : 소변이 잦은 병), 신경쇠약, 건망증, 불면증 등과 같은 증상 치료에도 효과가 있고 당뇨병 환자의 갈증 해소를 돕는다.

오미자는 각종 유기산과 칼슘, 비타민 C, 철, 망간, 인 등이 풍부해서 피로회복제와 강장제로 좋다. 날씨가 더워지면 체온이 올라가고 땀이 나는데 이때 열이 피부 쪽으로 몰리느라 인체 각 기관의 에너지가 부족해지면서 피로를 느끼게 된다. 이러한 경우에는 흩어진 기운을 모아 보강함으로써 무기력증을 치료해야 한다. 여기에 오미자가 적격이다.

오미자는 또한 중추신경계를 자극하여 신경을 이완하면서 머리를 맑게 함으로써 집중도를 올려준다. 다시 말하면 뇌파를 자극하는 성분이 졸음을 달아나게 하고 두뇌활동을 주관하는 신장과 비장의 기능을 도와서 기억력을 높여준다. 뿐만 아니라 과로로 기억력이 떨어지는 것을 방지한다. 그러므로 정신적 긴장을 많이 하는 수험생이나 직장인에게 좋다.

오미자의 붉은 빛은 안토시안 성분 때문이다. 안토시안은 노화와 질병의 원인이 되는 활성산소를 효과적으로 중화시켜주는 항산화작용이 탁월하다.

TIP
이 점을 주의하세요

오미자는 열을 발산시키지 않고 수렴시키므로 감기에 걸렸을 때는 삼가야 한다. 특히 흥분 상태에 있거나 고혈압, 위궤양 등이 있을 때는 절제해야 한다.

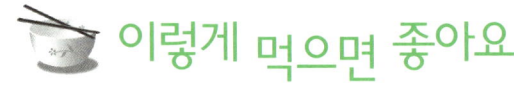 이렇게 먹으면 좋아요

오미자를 차처럼 끓이거나 뜨거운 물에 우려내면 탄닌 성분이 나와서 색이 검어지고 신맛과 떫은맛이 강해져서 맛이 떨어진다. 그러므로 차가운 생수에 하루나 이틀 정도 담가두었다가 우러난 물을 가볍게 차로 마시면 본래의 맛을 즐길 수 있다.

매일 오미자차를 마시면 권태로움과 뒷목이 뻐근한 증상이 줄어들고 건망증 치료에 효과가 있다. 야근을 많이 하는 직장인이나 공부하는 학생들이 음료로 마시면 좋다.

먹으면 좋은 체질은 태음인이다.

고구마
항암효과가 있고
다이어트와 만성변비에 좋다

성질이 약간 차고 맛이 달다.

메꽃과의 다년생 초본으로 뿌리와 줄기, 잎을 모두 먹을 수 있다. 과거에는 가난한 사람들의 허기를 채워준 먹을거리였고, 요즘은 살이 찌지 않는 웰빙 식품으로 꼽힌다. 식생활의 서구화로 세계적인 건강식품으로 주목받고 있다.

원산지는 중남미 지역이며 아시아에는 16세기 초 스페인 탐험가 마젤란이 처음으로 전해주었다고 한다. 우리나라에는 조선시대 통신사가 일본 대마도를 통해서 들여왔다고 한다.

전분과 섬유질이 풍부한 알칼리성 식품이다. 각종 무기질과 비타민, 양질의 식이섬유 등이 풍부해서 겨울철 영양식으로 그만이다. 고구마에 함유된 칼륨은 이뇨작용으로 다이어트를 돕고 무기질과 비타민은 긴장이나 스트레스와 무력증을 해소한다.

당 지수는 고구마(44)가 감자(85)보다 낮지만 열량은 생감자보다 약 2배 가량 높다. 식이섬유가 풍부하여 소화흡수를 돕고 호르몬 분비에 영향을 주며 콜레스테롤 수치를 떨어뜨려 고혈압이나 당뇨병이 있는 환자, 다이어트 중인 사람에게 좋다. 또 좋은 식이섬유와 생고구마 절단 시 나오는 하얀 액체 즉 얄라핀 성분과 식이섬유가 장의 연동 운동을 도와 변비해소에 탁월하고 장내 유익한 균을 활성화시킨다. 배변이 좋아지면 피부도 좋아지기 마련이다.

또 고구마는 베타카로틴이 있어서 항암효과와 골다공증에 좋다. 속이 진한 황색을 띨수록 베타카로틴 함량이 더 높다.

이뿐 아니라 고구마는 비타민 E가 있어서 암 유발물질인 과산화지질의 생성을 억제한다. 비타민 C가 풍부해서 주근깨와 기미 예방에도 좋다. 고구마에 들어있는 비타민 C는 가열해도 잘 파괴되지 않기에 삶거나 굽거나 튀겨도 50~70퍼센트 정도 보존된다.

고구마를 빨리 찌려면 다시마 조각을 넣으면 된다. 특히 단맛을 잘 내려면 충분히 가열해주도록 한다.

고구마는 칼륨 성분이 많아서 고혈압과 뇌졸중 예방에도 효과적이다. 이 외에도 비장과 위를 튼튼히 하고 혈액순환을 원활하게 하는 효과가 크기 때문에 만성적인 소화불량에 좋다.

고구마 껍질에는 베타카로틴과 각종 무기질, 식이섬유가 풍부하다. 또한 껍질에는 소화를 도와주고 혈관을 튼튼하게 하는 효소가 들어 있어서 속 쓰림이나 가스 발생을 예방한다. 고구마의 전분은 입자가 커서 완전히 소화가 안 된 상태에서 장으로 빨리 내려가면 장에서 발효하여 가스를 발생시킨다. 이를 소화 효소가 방지해주는 것이다. 이 외에도 고구마 껍질에는 암과 노화를 예방해주는 성분이 들어 있고 비만 예방과 다이어트에도 좋다. 고구마 줄기는 변비에 효과적이며 고구마 잎에는 무기질과 단백질이 많다.

2004년 『미국당뇨학회지』에 의하면 제2형 당뇨를 가진 환자들에게 고구마는 콜레스테롤과 혈당 조절에 도움이 된다고 하였다. 연구결과 고구마 추출물을 섭취한 사람들은 혈당이 크게 떨어진 것으로 나타났다.

고구마는 비타민 A, 비타민 C, 비타민 K, 비타민 E, 비타민 B_6, 엽산, 니아신, 티아민, 리보플라빈, 칼슘, 마그네슘, 칼륨, 인 등이 다양하게 함유되어 있어서 영양의 보고(寶庫)다. 이러한 영양소들이 혈당을 조절한다.

고구마는 다양한 대사작용으로 장이 원활하게 기능을 하지 않거나 체력이 약하거나 병후 회복기에 있는 사람에게 도움을 준다. 비장과 위장이 약한 사람은 고구마와 멥쌀을 함께 섞어 죽을 만들어 먹으면 좋다.

한 연구조사에 의하면 세계에서 100세 이상 되는 노인이 가장 많이 사는 곳은 일본 오키나와라고 한다. 이유는 신선한 해산물과 하루 7가지 이상의 채소를 먹는 식습관 때문이라고 한다.

일본에서 25년간 장수 비결에 관해 연구하고 그 결과를 『장수 오키나와 프로그램』이라는 책으로 저술한 스즈키 마코토 교수는 그의 책에서 다음과 같이 말했다(KBS 1 〈생로병사의 비밀〉 방영).

"음식 문화가 첫 번째 장수 비결이다. 음식이 장수하는 데 40퍼센트 정도 영향을 준다. 과거는 힘들어서 잡곡이나 고구마를 주식으로 먹었는데 최근에는 비만 인구가 늘어나 오키나와가 비만촌이 되었다. 성인병도 확산되고 있다. 1950년대 미군기지가 들어서면서 식탁이 급격히 서구화되고 인구 대비 패스트 푸드점이 가장 많은 지역이 되었다. 일본 전 지역(30퍼센트)에 비해 오키나와 남성 비만율은 47퍼센트, 여성은 전국(19퍼센트)에 비해 26퍼센트로 높게 나타났다."

이런 결과를 보면 비만이 장수하는 데 장애물이 되는 것을 알 수 있다.

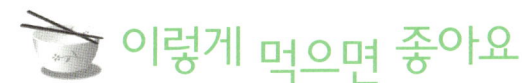 이렇게 먹으면 좋아요

고구마는 쪄서 먹거나(100그램당 114킬로칼로리) 구워서 먹거나(141킬로칼로리) 날로 먹어도(111킬로칼로리) 다른 식품에 비해 칼로리에 큰 차이가 없으므로 각자 식성대로 먹어도 무방하다. 삶거나 튀기거나 하여 열을 가한다 할지라도 열량 손실이 다른 채소와 달리 적은 편이다.

어렸을 때 어르신들이 고구마를 드실 때는 반드시 김치나 동치미를 같이 먹었다. 이는 고구마만 먹으면 퍽퍽할 뿐 아니라 탄수화물 위주 섭취가 되어 혈당 조절에 문제가 되기 때문이다. 밥 대용으로 고구마를 먹을 때는 지방과 단백질이 풍부한 김치류의 반찬을 같이 먹는 것이 좋다. 춥고 힘든 겨울, 주위 사람에게 따끈한 고구마와 함께 사랑을 전하면 어떨까.

우유와 함께 먹으면 방귀를 예방하는 효과가 있다.

먹으면 좋은 체질은 태양인과 태음인이다.

무
천연 소화제며 당뇨병을 예방해준다

서늘한 성질을 갖고 있으며 맛이 달고 맵다. 날 것은 차지만 익으면 따뜻하다.

예로부터 무를 많이 먹으면 속병이 없다는 말이 있는데 이는 각종 소화 효소가 많이 함유되어 있기 때문이다. 천연 소화제인 무를 조상들은 시루떡, 밥, 국, 조림, 찜 등에 넣어서 다양하게 이용하였다. 또 국수나 음식을 먹고 체하거나 식중독에 걸렸을 때도 무를 먹었다.

한의학에서는 무씨를 나복자(蘿葍子)라고 하는데 폐열을 내려주는 효과가 있다. 기를 내리고 담을 삭혀주기 때문에 기침이 심하고 가래가 많을 때 좋다.

무에 들어 있는 아밀라아제는 전분 분해 효소로 소화작용을 도와주고 가슴이 답답하고 속이 더부룩한 증상을 개선해주며 아세트알데히드를 몸 밖으로 신속하게 배출하여 숙취 해소를 도와주는 효능이 있다. 또한 비타민 C가 간기능을 활성화하여 아세트알데히드 분해를 촉진시키기 때문에 숙취 해소가 더욱 빨리 된다. 육질보다 껍질에 비타민 C가 더 많이 들어 있다.

무는 유해한 노폐물을 제거하므로 피부 미용과 노화 방지에 효과가 탁월하다. 또한 갈증을 해소해준다.

무는 수분이 가장 많고 단백질이나 당류, 인, 칼슘 등의 영양소와 디아스타제 등의 다양한 소화 효소가 들어 있다. 칼로리가 낮아서 비만을 예방하고 식이섬유가 풍부하여 당의 흡수를 지연시키기 때문에 당뇨병 환자의 급격한 혈당 상승을 억제시킨다.

참고로 무청에는 비타민 A, 비타민 B, 비타민 C와 칼슘 등이 풍부하게 들어 있다. 비타민 A는 당근보다 10배, 비타민 C와 칼슘은 무보다 훨씬 많이 들어 있다. 또 식이섬유도 많아 변비 치료에 좋다.

TIP

이 점을 주의하세요

무는 매운맛이 있어서 기를 약하게 하므로 몸이 약한 사람은 과식하지 않도록 주의한다.

최근 연구에 의하면 무즙이 니코틴을 제거하는 데 효과가 좋은 것으로 나타났다. 무즙이 소화를 촉진시켜주고 가래를 없애며 해독작용이 뛰어나기 때문이다.

민간요법에 따르면 무는 기침에 효과가 좋고 무즙은 열을 내려 줄 뿐 아니라 소독효과가 있다. 타박상이나 화상을 입었을 때 무즙을 환부에 바르면 효과가 있는데, 이는 매운맛을 내는 성분이 항균·살균작용을 하며 피가 맺힌 것을 풀어주기 때문이다.

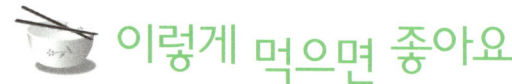 이렇게 먹으면 좋아요

겨울철에 먹는 무말랭이는 비타민류와 칼슘, 철, 인 등의 무기질이 풍부하다. 또 비타민 C가 사과보다 4배 정도 많다.
무는 채를 썰어먹는 것이 끓여서 먹는 것보다 영양 면에서 더 훌륭하다.
구이나 생선회를 무즙과 함께 먹으면 산성 식품인 생선을 중화시켜 주는 효과가 있다.
무는 태음인에게 좋고 열무는 소양인에게 좋다.

배추

감기몸살이나 화상에 좋고 항암작용을 한다

성질이 차고 맛이 달다.

찬 성질 때문에 화상에 효과가 좋다. 몸에 열이 많은 사람에게는 음식이 잘 소화되게 하고 가슴 위로 올라간 기운을 아래로 내려주며 위나 장이 기능을 잘하게 도와준다. 배추를 많이 먹으면 변비 치료에 아주 효과적이다. 최근 연구에 의하면 결장암을 방지하는 것으로 알려졌다. 감기몸살을 물리치고 음주 후에 갈증을 멈추게 해주는 효과도 있다.

감기 기운이 있고 열이 나면서 머리가 아플 때 배추뿌리차를 마시면 효과가 좋다. 배추뿌리차는 배추뿌리를 깨끗하게 씻어 놓은 다음 흑설탕과 생강을 같이 넣고 푹 끓이면 완성된다. 감기 기운이 있을 때는 이 차를 음료수 대신 하루 3번 정도 따뜻하게 마시는 것이 좋다.

배추는 비타민 C가 풍부하게 함유되어 있기 때문에 특히 감기에 좋다. 배추 속에 함유되어 있는 비타민 C는 열을 가하거나 소금에 절여도 잘 파괴되지 않는다. 이 외에도 카로틴뿐만 아니라 칼슘, 식이섬유, 철분, 탄수화물 등이 함유되어 있다.

민간요법으로는 생인손을 앓을 때, 화상을 입었을 때 배추를 데쳐서 상처 부위에 붙이면 효과가 좋다. 옻독이 올라서 가려움으로 인한 피부병이 생겼을 때는 배추즙을 환부에 발라주면 효과가 있다. 배추씨를 기름으로 짜서 머리에 바르면 모발의 성장이 빨라진다고 전해진다.

특별히 먹으면 좋은 체질은 태양인과 소양인이다.

TIP
이 점을 주의하세요

눈이 쑥 들어가고 손발이 찬 궐음형이나 몸이 차거나 소화기능이 약한 사람이 배추를 과식하면 배가 차게 되고 냉병이 올 수 있으므로 절제해야 한다. 그러나 따뜻한 기운을 가진 생강이나 마늘, 고추, 파 등을 양념으로 첨가해서 먹으면 무방하다.

호두
정신불안증과 편두통, 건망증에 좋고 뇌 속의 혈액순환을 돕는다

성질이 따뜻하고 맛이 달고 고소하며 독이 없다. 원산지는 페르시아 지방으로 추정된다. 우리나라에는 고려 사신이 원나라에 다녀오면서 고향인 천안에 처음 심었다고 한다. 그래서인지 호두과자가 천안의 명물이 된 것 같다.

유년 시절에 어르신들이 호두를 손에 쥐고 맞부딪칠 때 나는 소리를 들은 기억이 있다. 당시에는 의미를 몰랐었는데 지금 생각해보니 오장육부의 축소판인 손바닥을 지압하여 전신의 순환을 도와준 것 같다. 우리의 전통 풍습으로 대보름에 먹는 호두는 밤과 땅콩 등과 함께 부럼으로 까먹는 견과류다.

호두는 지방뿐 아니라 비타민 B_1, 비타민 B_2, 비타민 E 등이 많고 칼슘과 칼륨도 있다. 몸을 윤택하게 하며 강장효과가 뛰어난 식품으로 몸에 흡수가 잘되는 양질의 식물성 지방도 많지만 단백질의 함량도 높다.

호두와 같은 견과류는 기억력을 높여주는 아연, 뇌신경을 안정시켜주는 칼슘이나 비타민 B군, 불포화지방산의 일종으로 두뇌 발달을 돕는 오메가-3가 풍부하다. 호두의 60퍼센트 이상을 차지하고 있는 불포화지방산은 뇌신경세포의 성장에 중요한 작용을 한다. 호두의 탄수화물은 뇌기능을 작동시키는 주요 에너지원이다. 호두, 잣, 참깨 등과 같은 견과류는 건망증 해소에 좋은 식품이다.

한의학에서 보면 호두는 간과 신장을 보해주고 정력을 왕성하게 한다. 또한 허약한 폐와 신장을 강하게 하고 노이로제, 불면증, 건망증, 불안함, 가슴 두근거림을 치료한다. 소변을 시원하게 보지 못하거나 허리나 다리가 무겁고 아픈 증상에도 좋다. 변비, 발기부전, 유정(遺精 : 성교를 하지 않아도 무의식중에 정액이 몸 밖으로 나오는 증사)을 치료하는 데 효과적이며 피부를 윤기 있고 매끄럽게 해준다. 또 기침이 심하거나 가래가 많은 천식이나 만성 기관지염에도 효과가 좋다.

추위를 많이 타는 사람이나 편두통이 있는 사람에게도 좋다. 불포화지방산과 무기질이 풍부하여 집중력과 기억력을 높여주는 호두는 두뇌를 건강하게 하는 식품이므로 성장기 어린이뿐 아니라 학생, 직장인과 같이 정신노동을 많이 사람에게 권한다.

농촌진흥청 자료에 의하면 소고기보다 비타민 E가 18배나 많다. 비타민 E는 활성산소를 억제시키는 항산화작용으로 혈액순환을 활발하게 하여 뇌를 발달시키고 탈모와 흰머리가 나는 것을 예방한다. 이 외에도 칼슘과 더불어 뇌를 자극하여 집중력을 향상시키고 치매를 예방한다.

호두는 불포화지방산이 풍부하고 열량이 높기 때문에 한꺼번에 많이 먹기보다는 하루에 3개(땅콩 10개) 정도를 먹는 것이 바람직하다. 그것만으로도 비타민 E와 비타민 F의 하루 필요량을 섭취할 수 있다. 최근의 연구에 의하면 호두는 불포화지방산이 매우 풍부하여 동맥경화를 예방하고 고혈압과 관상동맥경화증에 좋다고 한다.

TIP
이 점을 주의하세요

몸에 열이 많은 사람이나 대변이 묽은 사람은 절제해야 한다.

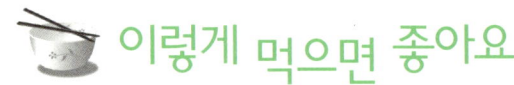 **이렇게 먹으면 좋아요**

호두를 끓는 물에 살짝 삶아 말린 뒤에 먹으면 담백하게 간식으로 즐길 수 있고 칼로리도 낮출 수 있다.

좋은 호두는 껍질 표면에 울룩불룩한 골이 많고 연한 황색을 띤다. 속이 꽉 차 있는 것일수록 맛도 좋다. 껍질째로는 2~3개월 정도 냉장고에 보관할 수 있지만 껍질을 벗긴 것은 지방 성분이 변질되기 쉬우므로 빨리 먹는 것이 좋다.

먹으면 좋은 체질은 태음인이다.

사과
납 중독을 해독하고 다이어트에 좋다

성질이 따뜻하고 맛이 시고 달다.

각 나라마다 사과를 만병통치약, 영원한 생명과 행복을 주는 과일, 영원한 청춘의 상징, 과일의 왕 등으로 다양하게 표현하였다.

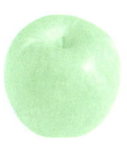

과거에는 입산수도하는 사람들이 오로지 사과만 먹고 일절 곡식을 입에 대지 않았는데도 체력을 유지하였다고 한다. 왜냐하면 사과가 식욕을 억제해주고 인체의 기력을 도와주면서 혈액순환을 원활하게 하기 때문이다.

한의학에 의하면 사과는 비장과 위장을 튼튼하게 하고 진액을 만들어서 갈증을 없애준다. 또한 폐를 건강하게 하고 가래를 제거해준다. 입이 마르거나 목이 건조할 때 열을 내려주고 소화불량 같은 위장 장애를 없애준다. 또한 감기를 치료하고 숙취 해소에도 좋다.

사과는 식이섬유가 오렌지보다 4배 이상 많아서 인체에서 청소부 역할을 한다. 왜냐하면 식이섬유가 몸속에서 금속물을 흡착하거나 독성 무기물과 결합하여 흡수를 방해하기 때문이다.

사과의 주요 성분은 펙틴과 유기산 그리고 탄수화물이다.

그 중 펙틴은 변의 수분과 부피를 조절하여 설사와 변비를 치료한다. 또 장내 유산균을 증식시켜 유독성 물질이 흡수되는 것을 막아준다. 특히 납과 같은 중금속의 흡수를 억제하여 몸 밖으로 배출한다. 그리고 유기산은 장을 깨끗하게 하여 급성 장염과 변비 치료를 돕고 피로를 회복시켜준다.

이 외에도 사과에는 비타민 A, 비타민 C, 비타민 B_1, 비타민 B_2, 비타민 E, 카로틴, 칼륨 등이 약간씩 함유되어 있다. 칼륨은 나트륨을 체외로 배출시키고 혈관 속 효소를 활성화하여 혈관을 확장시키므로 고혈압을 개선한다.

되도록 과일은 아침에 먹어야 효과가 좋은데 사과도 마찬가지다. 왜냐하면 위액 분비를 도와 소화와 흡수를 촉진하기 때문이다. 섬유질이 많은 사과를 밤에 먹으면 장을 자극해서 위액 분비와 배변을 촉진하므로 속이 쓰리거나 속이 편치 않을 수도 있다.

최근에는 사과가 다이어트 식품으로 인기 있다. 식욕을 억제해주기 때문이다.

사과는 고밀도 지방단백인 HDL 콜레스테롤을 증가시키므로 심폐기능을 좋게 하며 심장병을 예방하고 혈압을 떨어뜨려준다.

다시 한 번 말하지만 사과는 중금속을 해독하는 기능이 탁월하다. 대한환경공학회에서 발표한 논문에 의하면 사과 껍질을 이용하여 폐수 중 유해 중금속을 제거하는 실험을 했더니 납 성분이 95.3퍼센트나 제거되었다고 한다.

사과 껍질에 함유된 안토시아닌은 혈관 건강을 해치는 활성산소를 없애주는 역할을 한다. 활성산소는 동맥경화와 고지혈증의 원인이 된다.

민간요법에 의하면 껍질을 깎지 않고 통째로 구운 사과는 여성들의 생리통과 요통에 효과가 있다.

먹으면 좋은 체질은 소음인과 태음인이다.

TIP
이 점을 주의하세요

사과에는 시안화수소라는 성분이 많이 함유되어 있어 과식을 하면 지각장애 등을 일으킬 수 있다.

건강상식

가을철 건강법과 웰빙 식품

가을은 만물이 살찌는 천고마비의 계절이다. 이는 추운 겨울을 견뎌내기 위해서 온몸에 지방분을 축적하는 본능적인 생리 현상 때문이다. 이런 계절에는 인체도 모든 기운을 안으로 거두어들여야 한다. 봄, 여름에 기운을 바깥으로 발산하였다면 가을에는 기운을 안으로 모아주어야 겨울의 추위를 잘 이겨낼 수 있다. 특히 가을철에는 밥을 잘 먹어서 뼈나 뇌 속에 진액을 채워주고 살을 찌워야 겨울을 잘 견딜 수 있다.

🥕 가을철 건강을 위한 생활습관

가을철은 폐가 왕성하고 간이 쇠약한 계절이다. 아침저녁으로 온도차가 심해지고 하루가 다르게 추워지므로 폐기능이 왕성해야 이에 적응하기 쉽다. 선천적으로 폐가 약한 사람이나 너무 과도하게 폐를 지치게 하는 사람은 기침, 천식, 가래 등 호흡기 계통 질환으로 고생하게 되므로 주의해야 한다. 또한 가을은 대기의 기운이 건조해지는 계절이므로 피부가 거칠어지면서 여러 가지 피부병이 오기 쉽다.

『동의보감』 '내경편' 의 가을철 건강법을 살펴보자.

가을 세 달은 용평(容平 : 가을에 만물을 거두어들이고 다시는 성장하지 않는다는 의미)이라고 하였다. 이때 하늘의 기는 쌀쌀해지고 땅의 기는 깨끗해진다. 건강을 위해서는 가을 기운에 호응하여 일찍 자고 일찍 일어나야 한다. 가을에 기운을 모으지 않으면 겨울에 설사가 멎지 않고 인체에 에너지를 저장하는 기운이 약해진다.

가을에는 평소 무슨 음식이든지 가리지 않고 골고루 먹어 살을 찌우는 것이 바람직하다. 감, 대추, 밤, 배, 사과 등 단맛이 나는 과일을 먹으면 좋다.

가을철 보약

가을 하면 보약을 먹는 계절로 생각하는데 어느 때라고 정해진 것은 아니다. 여름 내내 허약해진 기를 보강해야 하기 때문에 가을에 보약을 먹는 것으로 인식하는 것 같다.

실제 계절에 상관없이 체력이 떨어지거나 나른하고 힘들 때 보약을 복용하는 것은 옳다. 하지만 보약도 개인의 체질과 상태에 따라 배합 성분이 다르고 종류도 매우 다양하기 때문에 전문가의 진단이 필요하다.

보약은 인체 내의 신진대사를 왕성하게 하여 저항력과 면역기능을 강화시켜 건강을 지켜주는 역할을 한다. 인체의 모자라는 것은 도와주고 지나치거나 병세가 심해진 것은 약하게 하는 원리가 처방의 기초가 된다.

대체로 여름철 더위를 이겨내느라 체력이 소모되고 고갈되었기 때문에 가을 환절기가 오면 여러 가지 반응이 한꺼번에 나타나는 경우가 많다. 특히 감기나 천식, 알레르기성 비염 등의 호흡기질환이나 복통, 설사 등의 위장질환을 앓게 되는데 이런 감염질환의 예방과 위와 장기능의 강화를 위해 보약을 써서 방어력과 활력을 키워주면 좋다.

편의상 보약은 크게 보기약, 보양약, 보음약, 보혈약 등 네 종류로 구분한다.

보기약과 보양약은 양기(따뜻한 기운)가 부족하여 몸이 불편할 때 주로 쓴다. 형상의학적으로 얼굴빛이 창백하거나 눈에 정기가 없으며 살이 찐 사람들 가운데 양기가 부족하여 허약한 체질에 많이 응용한다.

특히 체격이 큰 뚱뚱한 학생들은 낮에도 졸고 늘 무기력하며 어떤 일이든 자신감이 없고 소심하며 겁이 많은데, 보기약과 보양약을 처방하면 효과가 좋다.

또 물만 먹어도 체중이 느는 것 같고 기운이 없으며 항상 몸이 무겁다고 호소하는 사람들에게는 황기, 백출, 인삼, 산약 등을 응용할 수 있다.

보혈약과 보음약은 진액이 부족할 때 주로 사용한다. 형상의학적으로 몸이 마르고 얼굴빛이 초췌하면서 검고 오후가 되면 더욱 피곤해 하며 머리가 맑지 못한 사람, 밤에 잠이 잘 오지 않는 등의 증세가 나타나는 사람에게 사용한다. 나이가 들면 진액이 부족해서 허리가 약해지고 구부러지는 경우가 많은데 이때도 보혈약과 보음약을 응용한다.

남녀노소에 따른 감기 치료법

감기를 치료할 때는 먼저 유사한 병증과 구별하는 것이 필요하다. 변증열(變蒸熱), 담허(膽虛), 식적(食積), 창진(瘡疹), 기울(氣鬱), 담음(痰飮), 두풍(頭風), 독음무양증(獨陰無陽症), 허로(虛勞), 옹저(癰疽) 등이 그것인데 초기 또는 병변 과정이 감기와 유사하다. 흔히 나타나고 감기와 혼동되는 경우가 많으므로 주의해야 한다. 이러한 증상을 감기로 보고 치료하면 잘 낫지 않을 뿐만 아니라 악화되는 경우도 있다.

감기는 남녀노소의 형상과 증상의 특징에 따라 처방한다. 즉 인숙산, 포룡환, 사백산, 인삼양영탕, 고진음자, 금수육군전, 곽향정기산, 삼소음, 구미강활탕, 인삼패독산, 소시호탕, 인갈음, 오적산, 인삼양위탕, 보중익기탕계절방, 도씨보중익기탕 등을 형상과 체질에 따라 응용한다.

❶ 소아

소아는 봄에 땅에서 솟아나는 새싹과 같아서 오장육부뿐만 아니라 피부와 근골 등 신체 모든 부분이 완전하지 못하다. 또 성인과 달리 신체에 변화가 많다. 다시 말하면 육체적으로나 정신적으로 불완전하다. 그리고 생장기능이 왕성하여 성장과 발육이 빠르다.

병리적으로 볼 때 소아는 다음과 같은 특성이 있다.

첫째, 질병에 대한 저항력이 약해서 발병하기 쉽다. 특히 소화기질환과 호흡기질환이 많다. 둘째, 변화가 심하다. 성인에 비해 쉽게 허해지고 쉽게 실해지고 쉽게 차고 쉽게 열이 난다. 셋째, 생장기능이 왕성해서 질병의 회복이 비교적 빠르다.

소아에게 감기가 오면 오한보다 발열이 심하다. 하지만 감기 증상이 있더라도 소아에게 잘 나타나는 변증열, 담허, 신체 미성숙, 식적, 창진의 여부 등을 잘 살펴야 한다.

변증열은 감기와 증상이 거의 같아서 열도 나고 기침도 하고 토하고 설사를 하기도 한다. 감기와 다른 점은 귀와 엉덩이가 차다는 것이다. 변증열은 아이가 출생해서 정신적으로, 육체적으로 성장하는 과정에서 발생하는 생리적인 증후이다. 주로 한 살 이전에 한 달에 한 번 정도 발생한다. 땀을 빼는 감기약을 사용하지 말고 가래와 열을 제거해주는 포룡환 등을 응용한다.

담(膽) 즉 쓸개는 오장육부를 연결해주며 인체의 균형과 중심을 잡아준다. 담이 허해도 한기와 열이 있고 목구멍이 붓고 가래가 그렁그렁 하게 된다. 평소에 감기를 달고 있으며 눈이 크고 겁이 많은 아이에게는 인숙산 등을 사용한다. 눈은 간의 상태를 반영하고 담은 간과 긴밀한 관계가 있기 때문이다.

다음으로는 식적을 들 수 있다. 식적은 음식물을 많이 먹는 데서 유발하며 음식물이 잘 소화되지 않고 뭉치어 생기는 병이다. 식욕이 왕성하거나 급하게 음식을 먹는 사람, 얼굴이 누렇고 입이 발달한 사람에게 주로 나타난다. 식적으로 열이 날 때는 귀가 차다. 이럴 때는 도씨평위산, 이모영수탕, 사백산 등을 얼굴 모양새나 증상에 따라 응용하면 효과가 좋다.

창진이 있으면 뺨이 붉고 건조한 느낌이 들며 재채기를 하고 가슴이 뛰며 정신이 흐릿하고 팔다리가 싸늘하다. 귀와 엉덩이와 발등이 차고, 귀 뒤에 가는 실과 같은 붉은 핏줄이 있는 것이 감기와 다르다. 가슴에 좁쌀 같은 작은 점이 돋는 것이 이 증상의 특이한 증거 중 하나다. 구별이 힘들 때는 열을 발산시켜주어야 한다.

한편, 환절기만 되면 감기를 달고 사는 아이들이 있다. 아이들은 신체가 미성숙하여 계절에 따라 적응하는 능력이 떨어지므로 기침, 재채기, 콧물 등이 자주 발생한다. 이때는 계절에 잘 적응할 수 있는 약을 가감해주면 좋다. 또 식은땀이 나거나 곤권무력(困倦無力 : 피곤하고 나른하여 힘이 없는 증상) 등과 같은 내상(內傷 : 음식을 잘못 먹었거나 과로, 정신 쇠약 따위로 생기는 질환)이 심하면 도씨보중익기탕 등을 형상과 체질에 따라 응용한다.

❷ 노인

나이가 들면 인체 내 진액, 혈액, 수분 등과 내분비 호르몬이 부족해지고 근골도 약해진다. 또한 몸무게가 줄어들고 키가 작아지고 두발과 치아가 빠지고 고운 피부도 윤기를 잃고 건조해지며 쭈글쭈글해진다. 신체 모든 부위의 체모도 줄어들고 기미나 검버섯 등이 생긴다. 정기의 통로인 척추가 약해져서 허리도 굽어진다. 기혈이 쇠약해지기 때문에 맥박도 그렇게 나온다.

한의서에 따르면 옹저(큰 종기를 통틀어 이르는 말)로 맥이 가늘고 더딘데 오히려 열이 나고, 맥이 약하고 빨리 뛰는데 도리어 떨리고 찬 것은 옹종(癰腫 : 작은 종기)이 발생한 것이라 하였다. 이때는 번갈(煩渴 : 가슴이 답답하고 열이 나며 목이 마르는 증상)이 있는지, 구역질을 하는지, 가래가 끓는지, 한열(寒熱 : 병을 앓을 때 한기와 열이 번갈아 일어나는 증상. 한열왕래라고도 한다)이나 통증이 있는지, 설사 등의 증상을 보이는지 살펴야 한다.

이처럼 노인은 노화가 진행되어 정혈이 쇠약해지면서 허로(몸과 마음이 약하고 피로함)와 옹저가 잘 나타난다.

노화, 허로, 옹저의 증상은 감기의 증상과 유사하므로 50세가 넘은 사람이 열이 나고 머리가 아프고 기침을 한다면 노화, 허로, 옹저를 치료하는 보중익기탕이나 십전대보탕, 육군자탕, 고진음자 등을 형상과 체질에 따라 처방해야 한다. 참고로 주름이 많거나 수술을 한 경우에도 허로가 올 수 있다.

이 외에도 노인은 기력이 약하므로 감기 증상이 있더라도 땀을 빼기 위해 사우나에 가지 말아야 한다. 또한 설사나 배탈을 동반할 경우에도 순하고 부드러운 약을 써야 한다.

❸ 남자

남자는 육체를 많이 쓰며 살아가므로 정신적인 것보다 육체적인 과로와 음주, 방로(房勞 : 남녀 간의 잠자리로 말미암은 피로) 등으로 생기는 신체 손상이 크다. 외감(外感 : 고르지 못한 기후 때문에 생기는 감기 따위의 병을 통틀어 이르는 말)이 발생해도 위와 같은 병인을 참고하여 처방해야 한다.

몸과 마음이 피곤하여 기운이 없거나, 부부생활을 한 후에 힘든 일을 하거나, 힘든 일을 한 후에 부부생활을 한 경우에는 쌍화탕 등을 사용한다. 감기와 겸한 경우는 쌍화탕을 기본방으로 하되 마른 사람은 패독산을, 뚱뚱한 사람은 불환금정기산을 합하여 쓰기도 한다.

❹ 여자

음양으로 보면 남자는 동적인 양에 속하고 여자는 정적인 음에 속하는데 여자는 기가 많이 막히는 편이다. 치료법은 혈을 보해주면서 기를 소모시켜주는 것을 기본으로 한다. 일반적으로 한기와 열이 번갈아 나타나면 감기라고 호소하는데 특히 여성은 기울, 담음, 두풍, 독음무양 등과 감별할 필요가 있다.

기울(기가 뭉치는 것)은 여자에게 자주 나타나는데 기를 돌려주는 향소산이나 행기향소산 등을 응용할 수 있고, 혈이 부족하고 화가 많이 있는 경우는 사물탕에 향소산을 가해서 쓰기도 한다.

담음(체내의 수액이 잘 돌지 못하여 만들어진 병리적인 물질 혹은 그 물질이 일정 부위에 몰려서 나타나는 병증)은 기가 뭉치거나 음식 조절을 잘하지 못해서 생기기 쉬운데 이진탕이 기본방이다. 이진탕은 오심이나 구토, 한기와 열기가 번갈아 나타나는 증상, 여기저기로 옮겨다니는 통증을 다스린다.

두풍증(머리가 아프면서 어지러움증을 동반하는 증세)이 생기면 목에서부터 귀과 눈, 입, 코, 이마까지 마비되어 감각이 없어지기도 한다. 머리가 무겁고 정신이 어지러우며, 머리의 피부가 뻣뻣해서 감각을 느끼지 못하기도 한다. 코가 막히고 목소리가 무겁고 탁해지며 감기 기운을 띈다. 이럴 때는 양혈거풍탕이나 천궁다조산, 소풍산, 추풍산 등을 사용한다.

독음무양증(일명 과부병)은 부부생활로 풀어야 할 것을 풀지 못하는 과부나 여승에게 주로 생긴다. 증상은 바람을 싫어하고 몸이 게을러지며 잠깐 추웠다가 잠깐 더워지고 얼굴이 붉고 마음이 번잡하고 어떤 때는 땀이 저절로 나는 것인데 시호억간탕 등을 사용한다.

음혈 부족으로 한기와 열이 생기거나 자궁 제거 수술을 했을 때도 감기와 유사한 증상이 나타나므로 정확한 진단이 필요하다.

❺ 평소에 기침을 많이 하고 숨이 차는데 도움이 되는 민간요법
귤 껍질과 상백피 150그램씩과 감초 40그램을 가루로 만든 후 그 혼합물 8그램 정도를 끓인 물에 매번 타서 하루 3번씩 마신다.

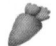 감기 예방에 도움이 되는 섭생법

아침과 저녁의 쌀쌀한 기운에 몸을 상하지 않도록 복부를

따뜻하게 해주는 것이 좋다. 인체의 양기가 저장되는 부위인 배를 따뜻하게 하지 않으면 감기에 걸리거나 배앓이, 설사 등을 하기 쉽기 때문이다.

호흡기가 허약한 사람은 마른 수건 등으로 온몸을 매일 아침저녁으로 가볍게 문지르면 피부와 폐가 단련되어 감기를 예방할 수 있다.

여름에 더위로 상한 기운을 보충하도록 충분한 단백질 식품을 섭취한다. 생선이나 닭고기, 두부 등이 좋다. 녹황색 채소를 함께 먹으면 혈액도 맑아지고 신진대사가 활성화된다.

평소에 감기 예방을 위해서 감귤이나 사과, 감 등 비타민이 많이 들어있는 제철 과일을 수시로 먹으면 좋다.

과로를 피하고 식사 후 30분 정도 맨손체조나 스트레칭 혹은 가벼운 산책이나 운동을 하면 소화는 물론 전신의 혈액순환이 잘된다. 규칙적인 생활로 정상적인 신체 리듬을 찾아주는 것이 중요하다.

건조한 계절이므로 충분한 양의 물을 마셔준다. 평소에 적절한 실내 온도와 습도를 유지하여 쾌적한 공간을 유지하도록 한다.

잠자기 전에 발목 부위까지 하는 냉온욕은 피로를 풀어주고 전신의 혈액순환을 도와주므로 감기 예방에 좋다.

외출 후에는 반드시 양치질을 하며 손발을 청결히 하도록 한다. 감기에 걸려서 고생하는 것보다 예방이 최선이다.

건강하고 당당하게
추위를 이기게 하는
겨울철 웰빙 식품

마
자양강장 효과가 있고 생활습관병에 좋다

마과에 속한 다년생 덩굴식물인 참마 또는 마는 주로 뿌리를 식용한다. 성질이 따뜻하고 독이 없으며 맛이 달다.

『동의보감』에 보면 산약(마)은 허로(虛勞 : 몸과 마음이 허약하고 피로함)로 삐쩍 마른 것을 보해주고 오로칠상(五勞七傷 : 오로와 칠상을 동시에 일컫는 말로 정신적이고 육체적인 피로와 고통으로 허약해짐을 의미한다)을 개선하여 기력이 좋아지게 하고 뼈를 튼튼하게 한다. 그러므로 뿌리를 쪄서 먹거나 죽을 쑤어서 먹어도 모두 좋다고 했다.

마는 오장육부를 보해주고 심신을 안정시켜주며 부족한 기를 채워주면서 전립선을 좋아지게 한다. 그 결과 조루증, 몸이 나른한 증상, 설사, 여성의 냉증과 대하증도 치료해준다. 위가 약한 성장기 어린이나 성인의 영양식으로도 아주 좋다.

특히 자양강장 효과가 뛰어나므로 남성의 성기능 강화에 좋다. 위기능을 좋게 하여 소화력을 보강시켜주고 식사 후 방귀가 나오거나 트림을 하거나 속이 더부룩한 것을 개선한다. 또 다리에 힘이 약해서 허벅지나 종아리가 무겁고 아프다고 호소하는 사람의 기력을 보충하여 회복시키는 효과가 있다. 이 외에도 중풍이나 당뇨, 비만, 심장병, 고혈압 등과 같은 생활습관병에 효능이 있다.

생마를 자르면 끈적끈적한 성분이 나오는데, 무틴이라는 식이섬유이다. 무틴은 혈당치가 갑자기 올라가는 것을 막고 눈과 귀를 밝게 하며 비만까지도 예방해준다. 특히 폐가 약해서 기침을 오랫동안 하거나 신장기능이 약해서 몽정이나 활정(滑精 : 낮에 정액이 저절로 나오는 증상)을 하는 것도 치료해준다. 또한 당뇨나 소변이 잦은 증상도 치료해주는 효능이 있다. 무틴이 부족하면 위궤양이 생긴다.

마의 주요 성분은 수분, 당질, 녹말, 만난, 펜토산이다. 감자류 가운데서는 단백질이 풍부한 편이다. 무기질 중에서는 칼슘, 비타민, 철분, 칼륨, 마그네슘 등이 많다.

달걀 한 개를 먹으면 하루에 필요한 콜레스테롤을 초과 섭취하게 되는데 식이섬유가 풍부한 마와 함께 먹으면 장내 유해균의 활동을 억제시켜 콜레스테롤을 줄일 수 있고 단백질을 달걀 노른자가 보충해주므로 영양 면에서도 효율적이다.

마의 미끌미끌한 느낌 때문에 꺼리는 사람은 죽으로 끓여 먹어도 무방하다.

잘 어울리는 체질은 태음인이다.

TIP

이 점을 주의하세요

신진대사가 잘되지 않아 몸이 잘 붓는 사람이나 몸이 차서 속이 더부룩한 사람은 절제해서 먹도록 한다. 음식을 조금만 먹어도 잘 체하는 사람은 적당량을 먹어야 한다.

우엉

이뇨작용을 하며 열을 내려주고
각종 피부질환에 좋다

성질이 차고 맛이 약간 쓰면서 달고 떫은맛이 있다.

꽃이 예쁘고 짙은 초록색 열매가 맺히며 뿌리는 생명력이 강해서 1미터 정도까지 자란다. 일본, 중국, 우리나라에서 음식으로 조리한다. 특히 우리나라에서는 우엉뿌리를 장아찌나 조림 등으로 이용해서 먹는다.

한의학에서는 우엉뿌리보다 성질이 더 찬 씨앗(우방자)을 많이 사용한다. 우방자는 눈을 밝게 하고 풍에 상한 것을 낫게 해준다. 가슴을 편안하게 해주며 종기의 독을 제거해주고 허리와 무릎 등에 응체(凝滯 : 내려가지 아니하고 걸리거나 막힘)한 기운을 부드럽게 풀어준다.

몸에 열이 많은 사람이 과로해서 머리가 아프거나 목이 붓고 기침을 자주 할 때, 두드러기나 얼굴에 화농성 여드름 등이 있을 때 소염제로 사용한다. 신진대사를 좋게 해주어 다이어트에도 효과가 있다.

한의서에 의하면 우엉은 열을 내려주고 피를 깨끗하게 하는 작용을 한다. 또 인후질환과 호흡기질환을 치료해준다. 체내의 독소를 배출시키기에 피부병에 효과가 있고 위장을 튼튼하게 해주는 것으로 알려져 있다. 뿌리 채소 중에서 식이섬유가 가장 풍부하여 대변을 부드럽게 하는 동시에 양을 증가시키고 콜레스테롤과 지방을 배설한다. 변비와 대장암 그리고 뇌졸중이나 심장병 같은 심혈관질환을 예방해준다.

우엉은 뿌리와 잎 역시 씨앗처럼 약으로 사용한다. 특히 떫은 맛을 내는 탄닌은 소염·해독·수렴작용을 하여 여름철 땀띠 치료에 도움이 된다. 민간요법으로 물 500밀리리터에 우엉 20그램을 넣고 진하게 끓여서 목욕 후에 발라도 좋다. 소염작용을 하므로 생인손이나 종기가 생겼을 때 우엉을 갈아서 짓이겨 붙여주면 치료가 빠르다.

우엉은 섬유조직이 거칠어서 조미료를 잘 흡수하기 때문에 양념을 가볍게 하는 것이 좋다.

수분이 약 80퍼센트이고 나머지는 대부분 탄수화물이다. 식이섬유가 풍부하여 변비를 예방해주면서 치료하고 콜레스테롤 수치를 낮춰준다.

우엉의 주성분은 녹말로 이루어진 당질이지만 우엉의 당질은 녹말이 적고 이눌린이라는 다당분이 많이 들어 있다. 이뇨효과가 있기 때문에 당뇨병이나 신장질환이 있는 환자가 섭취하면 좋다.

우엉을 잘랐을 때 나오는 끈적거리는 성분은 리그닌인데 항균작용을 하며 암을 예방하는 탁월한 효과가 있다. 우엉을 비스듬하게 하여 표면적을 넓게 하고 얇게 썰어야 리그닌을 많이 얻을 수 있다.

소변을 시원하게 보지 못할 때 볶은 우방자를 으깨어 달인 물을 매일 한 컵씩 보름 정도 마시면 효과가 있다.

TIP

이 점을 주의하세요

우엉뿌리는 성질이 찬 편이므로 허약한 사람이나 궐음형처럼 눈두덩이가 들어간 사람, 몸이 찬 사람이나 속이 냉한 사람, 배가 차서 설사를 자주하는 사람은 과식하지 않도록 한다.

이렇게 보관하세요

이미 물에 씻은 것은 밀폐 용기에 담아 냉장 보관하고 아직 씻지 않고 흙이 묻은 것은 젖은 신문지 등에 싸서 냉장 보관한다.

이렇게 먹으면 좋아요

우엉을 쌀뜨물에 삶아 껍질째 조리하면 맛과 영양이 훨씬 좋아진다.
우엉을 썰어서 식초물에 담갔다가 조리하면 색이 검게 변하는 것이 예방되고 탄닌 성분이 제거되어 떫은맛도 없어진다.
우엉은 철분 흡수를 방해하기 때문에 바지락처럼 철분이 많은 식품과는 궁합이 안 맞는다.
육류나 생선요리에 우엉을 약간만 넣어도 냄새가 없어지고 음식의 맛이 좋아진다. 또 우엉을 기름에 볶으면 단맛이 증가한다.
조림, 무침, 샐러드, 양념구이, 볶음, 찜으로 이용할 수 있다. 우엉김치는 아삭아삭 씹히는 느낌이 좋고 우엉된장국은 숙취 해소에 좋다.
소양인이나 태양인에게 좋다.

콩
심혈관질환 예방과 골다공증에 효과적이다

성질이 차고 맛이 약간 쓰면서 달다.

콩은 오곡의 하나로 밭에서 나는 소고기라 불릴 정도로 단백질이 풍부하다. 쌀이 주식인 우리 민족에게 쌀에 부족한 단백질과 지방질을 보완해주는 궁합이 좋은 식품이다. 특히 단백질과 지방 함량이 높고 전분 함량이 거의 없기 때문에 영양 성분이 고기에 가깝다.

콩을 물에 담가 발아시킨 후 삶아 먹으면 이뇨작용과 해독작용을 하며 자양강장효과가 있다. 식물성 식품인데도 칼슘이 풍부하여 치아와 뼈를 튼튼하게 해주고 뼈가 손상되는 것을 막아주며 뼈 조직을 새롭게 형성하도록 도와주기 때문에 골다공증 치료와 예방에 좋다.

한의서에 보면 콩은 오장을 보해주고 비위기능을 좋게 하고 혈액순환이 잘되게 한다. 또한 안색을 좋아지게 하고 신장을 보해주는 효과가 있으며 오래 먹으면 체중을 증가시켜준다. 또 흰 머리를 검은색으로 변하게 하며 모든 독을 풀어주는 효과가 있다. 이 외에도 위장의 열을 제거하며 장의 통증을 치료한다. 장기능을 원활하게 해서 대·소변의 배설을 잘 다스리며 부종이나 복부 팽만 등에도 좋다. 특히 청국장은 숙취 해소와 변비에 좋다. 사포닌 성분이 있어 항암작용을 하고 노화 방지와 치매 예방에도 효과가 있다.

콩은 또한 인슐린의 수치를 떨어뜨리므로 당뇨병 환자에게 좋다. 특히 밥을 많이 먹어서 비만이 된 사람이나 과음을 많이 한 사람이 콩을 먹으면 피 속의 중성지방 수치가 떨어져서 고지혈증을 막을 수 있다.

특히 검정콩은 습을 제거하고 풍을 몰아내며 열을 내려주고 모든 독을 풀어주는 기능이 있다. 흰콩은 오장을 보해주고 혈액순환을 촉진시키고 장과 위를 따뜻하게 해준다.

콩에 함유되어 있는 불포화지방산은 혈관벽에 낀 콜레스테롤을 제거하여 그 수치를 내려주기 때문에 성인병 예방에 좋다. 또 동맥경화증과 같은 생활습관병을 예방하고 혈액순환을 촉진하며 호르몬의 균형을 유지해준다. 뿐만 아니라 필수지방산인 리놀렌산과 리놀레산이 들어 있어서 콜레스테롤과 지방이 몸에 축적되는 것을 막고 혈관벽을 튼튼하게 해준다. 식물성 에스트로겐 성분도 함유되어 있어서 특히 폐경기 여성들에게 적극 권한다.

단백질이 부족해지기 쉬운 여름철에는 양질의 단백질 공급원인 콩과 성질이 차서 열을 내려주는 밀이 조화를 이룬 콩국수가 별미다. 밀은 한의학에서 소맥이라고 하는데 몸에서 열을 없애주며 갈증을 해소해준다. 그러므로 체질적으로 화와 열이 많은 사람이 머리와 얼굴에 땀을 많이 흘릴 때 콩국수를 먹으면 금상첨화다. 이뿐만 아니라 콩국수는 소변을 시원하게 나오게 해주는 효과도 있다.

최근 연구에 의하면 콩을 많이 먹으면 심혈관질환에 걸릴 위험이 크게 줄어든다. 이는 콩 단백질이 동맥경화증을 유발하는 총 콜레스테롤 수치를 감소시키고 콩에 함유된 풍부한 섬유질이 변비 등을 예방하고 혈압을 내려주기 때문이다. 또 콩류는 이소플라본이라는 식물성 호르몬이 함유되어 있어 유방암 예방에 도움이 된다.

두부는 콩을 이용한 대표적인 식품으로 수분이 풍부하여 같은 양을 먹어도 콩보다 포만감은 크고 칼로리는 낮은 편이다. 값도 저렴하고 사계절 내내 먹을 수 있으며 소화가 잘되어서 건강식으로 쓰임이 매우 다양하다. 또한 열량과 포화지방 함량이 낮기 때문에 비만인 사람에게 아주 효과적이다.

민간요법에서 콩은 해열제로 쓰인다. 감기에 걸렸을 때 콩나물국에 고춧가루를 넣어 먹고 땀을 내면 병세가 호전된다. 입과 눈이 한쪽으로 틀어지는 마비 증상이 오거나 팔다리가 마비되는 중풍 등의 증상이 있을 때는 콩을 진하게 고아서 물엿처럼 만들어 먹으면 효과가 있다. 또 겨울철 기침이 심할 때는 검정콩을 삶은 즙에 흑설탕을 넣어 마시면 효과가 있다.

체질에 좋은 사람은 태음인이다.

TIP

이 점을 주의하세요

콩은 성질이 차므로 몸이 찬 사람이나 얼굴이 흰 사람이나 눈두덩이가 함몰된 사람 그리고 소화기관이 약해서 설사를 자주하는 사람은 과식하지 않도록 한다. 땀을 많이 흘리는 사람도 마찬가지다.

콩나물
피로회복과 숙취 해소에 좋다

성질이 차지도 않고 뜨겁지도 않으며 맛이 달다. 가장 서민적이고 친근한 식품의 대명사이자 채소 중의 으뜸이다. 한의학에서는 콩나물을 대두황권(大豆黃卷)이라 한다.

콩나물은 계절에 상관없이 물만 주어도 자라는 특성이 있다. 또 칼로리가 낮아서 아무리 먹어도 탈이 없다. 모든 식품과 잘 어울릴 뿐만 아니라 많은 영양분을 함유하고 있다.

한의학에서 보면 콩나물은 오장육부와 위에 기운이 뭉쳐서 순환되지 않는 것을 치료한다.

또 콩나물은 무릎이 아픈 것을 치료하고 몸이 붓거나 근육통이 있거나 위 속에 열이 나는 것을 치료해준다. 최근에는 콩나물에서 아스파라긴산을 추출하여 숙취를 해소하는 약으로 활용하고 있다.

콩나물의 원료인 대두와 녹두에는 비타민 C가 거의 없다. 하지만 신기하게도 콩나물이 되는 발아 과정에서 비타민 C가 생성되어 축적되고 피로회복이나 숙취 해소에 좋은 아스파라긴산이 증가한다. 비타민 B도 약 2배로 증가한다.

음주 후나 감기몸살을 앓을 때 그리고 괴혈병 예방과 피부 미용에 콩나물국을 먹으면 아주 효과가 좋다.

시중에 판매되는 콩나물은 살균과 표백을 목적으로 묽은 과산화수소수에 담그는 경우가 있으므로 너무 하얀 색을 띠는 것은 사지 않도록 한다. 좋은 콩나물은 줄기가 두툼하면서 하얗고 튼튼하다. 대체로 물을 적게 준 콩나물은 잔뿌리가 많으며 질기고 맛도 없다. 어릴 때 할머니가 아랫목에 둔 콩나물 시루에 톱밥이나 왕겨 등을 넣는 것을 본 적이 있다. 그렇게 기른 콩나물은 맛도 부드럽고 잘 썩지 않을 뿐 아니라 특유의 비린내도 나지 않았던 기억이 난다. 어르신들의 지혜가 돋보인다.

TIP

이 점을 주의하세요

얼굴이 흰 사람, 몸이 차서 설사를 자주하는 사람, 손발이 찬 사람은 과식하지 않도록 한다.

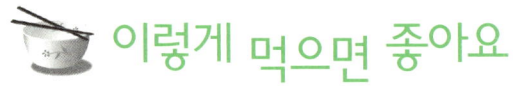 이렇게 먹으면 좋아요

콩나물국은 된장을 잘 풀어서 간을 적절하게 하여 콩나물을 넣고 끓인다. 콩나물이 익는 냄새가 나면 뚜껑을 열어 한 번 휘젓는다. 소금국에 빨간 고추, 무, 황태 등을 넣고서 끓이면 얼큰하고 시원하며, 특히 숙취 해소에 좋다.

모든 체질에 도움이 되는 음식이다.

팥
항암효과가 있고 피로회복, 야뇨증, 다이어트에 좋다

성질이 서늘하고 맛이 달다.

동지 하면 떠오르는 음식이 팥죽이다. 1년의 액운을 면해준다는 의미에서 동지죽을 쑤어 먹는 풍습이 전해지고 있는데, 그 재료로 영양이 우수한 팥을 이용한다는 점에서 선조들의 지혜를 읽을 수 있다. 팥은 원산지가 동양이며 우리나라, 중국, 일본 등 동양의 온대 지방에서 널리 재배되고 있다.

우리 선조들은 붉은색을 재앙과 악귀를 물리치는 색으로 보고 아들을 낳으면 대문 앞에 붉은 고추를 끼워 걸어놓았다. 또 이사를 하면 붉은색이 나는 팥죽을 쑤어 집안의 행복을 기원하였다.

팥이 다양하게 활용되는 것은 달콤한 맛과 붉은색 그리고 풍부한 영양 때문이다.

팥은 주로 당질과 단백질 그리고 비타민 A, 비타민 B_1, 비타민 B_2가 풍부하고 섬유질, 칼슘, 인, 철, 사포닌과 콜린이라는 특수 성분 등이 포함되어 있다. 칼슘은 불면증에 좋고 스트레스를 해소해주며 비타민 B_2는 피부와 모발을 건강하게 해준다. 사포닌은 항암효과가 있으며 노화와 치매를 방지한다.

팥은 비타민 B_1이 풍부해서 신경안정은 물론 피로회복과 이뇨작용에 좋으며 부종, 각기병과 다이어트 등에 효과가 있다. 팥밥을 해서 먹으면 쌀밥의 부족한 비타민 B_1을 보충할 수 있다. 비타민 B_1이 부족하면 몸 안에 피로물질이 쌓이는데, 이것이 쌀밥에 팥을 섞어 먹는 이유다. 쌀밥에 팥을 섞어 먹으면 소화가 잘 되고 식욕부진이 개선된다.

팥은 열을 내리게 하고 신장염을 개선하며 이뇨작용으로 부기를 가라앉히고 혈액순환 장애를 도와준다.

한의학에서 보면 부종이나 간경화로 생긴 복수, 황달 등에 효과적이다. 또 팥가루를 물로 개어서 바르면 부스럼 등에 좋다.

여름철에 쌈을 싸 먹으면 좋은 팥의 잎사귀는 소변을 자주 보는 증상을 멈추게 하고 시력을 좋게 한다. 팥 껍질에는 식이섬유가 있어 연동 운동을 촉진하기 때문에 변비 치료에 좋다.

팥은 민간요법으로도 널리 이용되어 왔다. 특히 출산 후에 팥을 먹으면 돼지족발을 먹을 때처럼 젖이 잘 나온다. 팥죽, 팥국물, 팥꽃은 숙취를 풀어주는 효과가 있다.

TIP

이 점을 주의하세요

소화기관이 약하고 마른 사람이 너무 많이 먹으면 기운이 빠지게 되므로 과식하지 않도록 한다. 위장이 약한 사람이 팥을 많이 먹으면 방귀가 잘 나오므로 절제해야 한다.

이렇게 먹으면 좋아요

팥은 다양한 음식으로 이용되며, 영양가도 뛰어나고 소화 흡수율도 아주 좋은 편이다. 소금을 넣어서 먹으면 해독효과가 있고 배변이 부드러워진다. 팥을 가장 효과적으로 먹는 방법은 소금을 약간 넣어서 먹는 것이다.

좋은 팥은 붉은색이 진하고 광택이 있으며 알이 통통하면서 껍질이 얇다. 물에 불린 팥을 삶아서 식전에 한두 숟가락 먹으면 다이어트에 좋다.

겉 껍질에 영양분이 풍부하게 들어 있으므로 껍질째 먹는 것이 좋다. 팥은 단단하기 때문에 밥을 지을 때는 별도로 삶아서 넣어야 한다. 먹으면 좋은 체질은 소양인이다.

땅콩
기억력을 증진시키고 혈액순환을 원활하게 해준다

성질이 차갑지도 뜨겁지도 않으며 맛이 달면서 짜다.

땅콩의 원산지는 브라질이며 우리나라에서는 19세기 이후에 재배된 것으로 알려져 있다. 현재 주생산국은 인도, 중국, 미국이다.

땅콩을 비롯한 호두나 은행, 잣 등 견과류에는 망간, 철, 마그네슘 등의 무기질과 비타민 B_1, 비타민 C, 비타민 E, 비타민 F와 같은 영양소가 들어 있어 피부를 곱고 윤이 나게 하며 노화를 방지해준다.

땅콩은 콩에 비해 지방이 3배, 비타민 B_1이 약 13배 들어 있다. 특히 리파아제와 레시틴이 풍부하고 대부분이 불포화지방산이기에 동맥경화의 원인이 되는 콜레스테롤을 녹이므로 협심증, 심근경색에 효과가 있다. 레시틴은 간기능을 좋게 하여 숙취 해소에 효과가 있다.

땅콩은 단백질과 지방이 매우 풍부한 스태미너 식품이다. 콩류 중에 혈중 콜레스테롤 수치를 낮춰주는 리놀산과 아라키돈산 같은 불포화지방산 그리고 필수아미노산이 풍부하다.

마른 오징어와 땅콩은 궁합이 잘 맞는다. 마른 오징어가 생오징어보다 콜레스테롤 수치가 높지만 땅콩에 들어 있는 불포화지방산이 그것을 낮춰주기 때문이다. 땅콩 알맹이를 싸고 있는 속껍질에는 지혈 성분이 들어 있다.

참깨, 들깨, 콩 등에도 레시틴이 풍부한데 레시틴이 부족하면 정신질환에 시달릴 수 있다. 그러므로 이러한 식품은 공부하는 수험생뿐만 아니라 성장기 어린이, 정신노동을 많이 하는 직장인에게 좋은 영양 간식이 된다.

땅콩에 함유된 아연은 기억력 또한 좋게 한다.

민간요법으로는 땅콩을 속 껍질째 식초에 1주일 정도 담가두었다가 밤에 몇 알씩 씹어 먹으면 뇌의 피로가 풀리면서 기억력이 좋아진다.

TIP

이 점을 주의하세요

땅콩은 겉 껍질을 벗긴 채 오랫동안 놓아두면 쉽게 산화되므로 가능하면 겉 껍질이 있는 것을 구입하는 것이 좋다. 또 습한 곳에 두면 곰팡이가 생겨 발암물질인 아플라톡신이 생기므로 주의해야 한다.
땅콩의 겉 껍질이 굳어져 딱딱해진 것은 오래되어 지방이 산화되었을 가능성이 많으므로 먹지 않도록 한다. 크기에 비해 열량이 높고 지방이 많기 때문에 혈압이 높은 사람, 비만인 사람, 여드름이 있는 사람, 위장병이 있는 사람은 많이 먹지 않도록 한다. 일반 사람도 지방분이 많은 땅콩을 과식하면 배탈이 나기 쉬우므로 적당히 먹어야 한다.

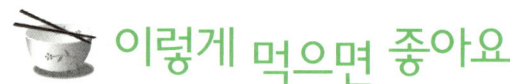 ## 이렇게 먹으면 좋아요

땅콩을 소금물에 끓여 먹으면 폐병을 다스리고 볶아서 먹으면 혈액 순환을 돕고 뱃속의 모든 냉병과 위통을 다스릴 수 있다. 우리나라 사람은 곡류를 주식으로 하기 때문에 땅콩을 먹으면 단백질이 보충되어 체력에 도움이 된다.

먹으면 좋은 체질은 태음인이지만 어느 체질이나 무방하다.

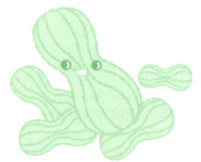

밤

인체 발육과 성장을 돕는
비타민 D와 5대 영양소가
골고루 들어 있는 완전식품이다

성질이 따뜻하고 맛이 신선하고 담백하면서 달다.

원산지는 중국과 유럽이지만 오래전부터 우리나라의 기후와 풍토는 밤의 생산지로 적합하였다.

보통 밤은 9월 초순부터 10월경에 여물면서 먹음직스런 자태를 드러낸다. 햇밤은 매끈하고 탱탱하며 윤기가 있고 알토란처럼 영양이 가득 함유되어 있다. 밤은 껍질에 윤기가 나는 무거운 것을 고르는 것이 좋다.

밤은 남자의 정력을 보강해주고 기운을 북돋워주는 식품이다. 밤꽃의 향기가 남성의 정액 냄새와 비슷해서 밤이 정력에 좋다고 한다.

밤은 위장기능을 좋게 하여 식욕을 증진시키기 때문에 저항력이 떨어진 허약자와 노인과 성장기 어린이 건강식으로 아주 좋으며 혈색이 잘 돌게 해준다.

밤은 탄수화물, 단백질, 지방, 비타민, 무기질 등 5대 영양소가 골고루 들어 있는 완전식품이다. 노란색 속살은 항산화물질인 카로티노이드 성분으로 피부가 좋아지게 하고 노화를 막아준다. 또 비타민 D가 풍부하여 인체의 발육과 성장을 도와준다. 특히 모유가 부족한 산모나 만성기관지염이 있는 환자가 밤을 꾸준히 먹으면 효과가 있다.

밤은 탄닌 성분이 많아서 설사를 그치게 하고 부기를 내리고 물렁살을 빠지게 하여 다이어트에 좋다. 기운을 회복시켜줄 뿐 아니라 폴리페놀 성분이 있어서 배탈이나 설사를 하는 사람, 땀이 많은 사람에게 좋다. 또한 오장육부를 튼튼하게 하여 몸을 보해준다.

밤 100그램의 영양소를 분석한 자료에 의하면 탄수화물이 가장 많고, 단백질, 지방, 비타민, 무기질이 모두 들어 있다. 특히 비타민 B_1의 함량은 쌀보다 4배 가량 많다. 또한 밤은 견과류 중에서 유일하게 비타민 C를 함유하고 있는데 그 양이 과일만큼이나 풍부하고 토마토에 들어 있는 비타민 C와 비슷하다. 비타민 C는 피부 미용과 만성피로와 감기 예방에 좋다. 비타민 D 역시 풍부하다.

껍질이 두껍고 전분으로 싸여 있기 때문에 뜨거운 열에도 영양소가 잘 파괴되지 않는다. 과일이 귀한 겨울철에 밤은 아주 귀한 비타민 C 공급원이다.

한의학에서 밤은 약용으로 쓰여 왔다. 말린 밤은 위장과 비장 그리고 신장의 기능을 강화하고 혈액순환을 원활하게 도와준다. 말린 밤과 두충을 함께 달여서 꾸준히 마시면 좋은 정력제가 된다.

배탈과 설사가 심할 경우 군밤을 천천히 먹으면 좋다. 술안주로 먹을 때는 생밤을 권한다. 왜냐하면 생밤에는 알코올 분해 효소가 있어 숙취 해소에 도움을 주기 때문이다. 또 밤은 두피를 보호하고 혈액순환을 도와주므로 탈모에 효과가 있다고 한다.

밤을 효과적으로 먹으려면 완전히 익혀서는 안 된다. 완전히 익히면 기의 순환을 방해하여 그 흐름을 막기 때문이다. 차멀미로 고생하는 사람은 생밤을 씹어 먹으면 효과가 있다.

한편 밤의 속 껍질을 곱게 가루로 만들어 말린 다음 꿀과 함께 개어서 얼굴에 바르면 주름살이 펴지면서 피부가 고와진다. 생선뼈가 목에 걸렸을 때 속 껍질을 태워 가루로 만들어 물과 함께 삼키면 쉽게 내려간다. 또 송곳 등 날카로운 것에 찔렸을 때나 벌레에 물렸을 때 생밤을 씹어서 환부에 붙이면 해독효과가 있다.

먹으면 좋은 체질은 태음인이다.

TIP

이 점을 주의하세요

변비가 있거나 몸에 열이 많은 사람은 절제해야 한다. 전분이 많고 칼로리가 높기 때문에 군살이 찌는 원인이 될 수 있으므로 비만인 사람도 절제해야 한다.

돼지고기
해독작용이 뛰어나며 피로를 풀어주고 빈혈을 예방한다

집안의 경조사가 있을 때 돼지고기는 절대 빠지지 않는 식품이다. 아직도 많은 나라에서 돼지는 과식과 무지를 상징하지만 동남아 일부에서는 몸집이 크고 새끼를 많이 낳기 때문에 번영과 풍요의 상징으로 삼는다.

돼지고기는 성질이 차고 맛이 달다. 온도가 높고 습기가 많으면 잘 상해서 여름철 돼지고기는 잘 먹어야 본전이라는 얘기를 많이 한다. 하지만 영양가는 어느 고기에도 떨어지지 않는다.

그렇다면 소고기와 돼지고기의 영양학적인 차이는 얼마나 있을까?

돼지고기의 아미노산 조성은 소고기나 양고기와 같다. 영양은 소고기에 뒤지지 않으면서 가격이 저렴한 것이 돼지고기의 장점이다. 단백질에 포함된 아미노산의 질과 양도 소고기와 비슷하고 지방도 부위에 따라 함량의 차이는 있지만 비슷하다.

같은 양의 지방을 비교해보면 돼지고기에는 혈관 내 콜레스테롤이 쌓이는 것을 막는 불포화지방산이 소고기보다 2~6배나 많다. 비타민 E, 비타민 B_1, 비타민 B_2 등도 소고기보다 월등히 풍부하다. 그래서인지 진짜 고기 맛을 아는 사람들은 돼지고기를 더 선호한다.

돼지고기는 어느 부위 하나 버릴 데가 없으며 기운을 보해주면서 대변이 잘 나오게 해준다. 육질이 연하고 소화흡수도 잘된다.

또한 돼지고기는 비타민 B_1, 비타민 F, 인, 칼륨, 철분 등이 풍부하다. 특히 비타민 B_1 함량은 소고기에 비해서 8~10배나 많다. 비타민 B_1은 피로회복에 뛰어난 효과가 있으며 부족하면 의욕이 떨어지고 몸도 피로해지면서 집중력이 저하되는 등의 신경증이 나타날 수 있다. 삼겹살을 먹을 때 마늘을 같이 먹는 것은 비타민 B_1의 흡수율을 높이는 아주 합리적인 방법이다.

돼지고기는 비타민 F 역시 풍부하여 뇌의 지적 활동을 돕고 뇌질환을 억제해주므로 성장기 어린이와 공부하는 학생의 영양식으로 좋다. 또한 돼지고기에 풍부한 철 성분은 빈혈을 예방하며 메치오닌 성분은 간장을 보호하고 피로를 풀어주는 역할을 한다.

돼지곱창은 각종 영양소가 풍부하여 허약한 사람과 성장기 어린이, 노인들의 영양식으로도 좋다. 족발은 기운을 보하며 산모의 젖이 잘 나오게 한다.

『동의보감』에 의하면 돼지고기는 성질이 차고 근골이 약할 때 먹으면 좋다. 수은 중독과 광물성 약 중독도 치료한다. 공기 중에 흡입되는 미세 먼지 제거에 효과적이기 때문이다.

수은이나 납 등 중금속 공해물질을 해독하는 능력이 뛰어난 돼지고기는 열악한 환경의 작업장에서 일하는 사람들에게 권장하는 식품이다. 돼지고기의 지방이 몸에 축적된 중금속을 녹여 땀이나 배설물로 배출해주기 때문이다.

중국인들은 황사 때문에 한 달에 3번 정도 돼지고기를 맵게 양념해서 먹는다고 한다. 그러면 호흡기나 장에서 열을 발산시켜서 중금속 오염을 예방시켜준다고 본 것이다.

참고로 녹조류의 일종인 클로렐라가 중금속(카드뮴)의 체외 배출을 촉진한다는 연구결과가 있다. 이 외에도 즙을 낸 생감자나 녹두, 콩나물 그리고 북어 등이 해독제로 알려져 있다. 황사가 올 때 이러한 식품을 먹거나 수분을 충분히 섭취해주면 좋다.

양파와 마늘 속에 들어 있는 황 성분은 체내에 쌓여있는 수은 등의 중금속과 결합해 변으로 배설되는 데 도움을 준다. 황사의 미세 먼지 속에 포함된 수은은 몸속에 쌓이면 만성피로와 어지러움이나 고혈압 등의 증상을 일으키는데 특히 마늘은 수은 배출효과가 탁월하다고 한다.

돼지고기는 부위에 따라 쓰이는 용도가 매우 다양하다. 예를 들면 불고기나 찌개로는 앞다리살을 이용하고 구이용으로는 삼겹살을 써야 제대로 된 맛을 느낄 수 있다.

먹으면 좋은 체질은 소양인이다.

TIP

이 점을 주의하세요

돼지고기는 육류 중 가장 차가운 식품이므로 몸이 차고 소화기가 약한 소음인이나 뚱뚱한 사람은 절제해야 한다. 기생충이 있으므로 반드시 익혀서 먹어야 한다.

소고기
허약해진 기력을 보강해준다

성질은 덥고 맛은 달고 독이 없다.

물소의 고기는 성질이 차지만 황소의 고기는 성질이 따뜻하다.

우리나라에는 소고기를 이용한 음식이 매우 발달하였고 부위별 명칭만 해도 100여 가지가 넘는다.

소고기는 몸이 찬 사람이나 질병을 앓고 나서 체력이 약해진 사람에게 최고의 식품이다.

한의학에서는 기를 보해주는 능력이 황기와 같다고 할 정도로 소고기를 예찬했다. 소고기는 비위를 보하여 소화기관을 튼튼하게 해주고 기운을 북돋워주며 소갈증과 부종을 치료해주고 설사나 토하는 증상을 낫게 해준다. 적절하게 먹으면 근육과 뼈와 허리와 다리를 튼튼하게 해준다.

　소고기는 양질의 단백질 공급원이며 무기질과 비타민 B가 풍부하다. 라이신 성분이 많아서 아이들의 성장발육에 좋고 철분이 풍부하여 정신 건강뿐만 아니라 신체 건강에도 도움이 된다. 한마디로 고른 영양소를 가진 집합체다.

　불고기는 주로 호르몬제 역할을 하고 도가니탕이나 꼬리곰탕 등은 보신제로 작용한다.

　소고기는 다양한 부위의 명칭만큼이나 육질이나 씹히는 맛도 아주 다양하다. 어느 부분이 필요하느냐에 따라 부위를 선택해서 먹으면 된다.

　예를 들면 심장의 혈이 부족하거나 체력이 약할 때는 소의 염통이 좋다. 또 피를 생성시켜주고 간장을 보해주며 눈을 밝게 해주어야 할 때는 소의 간이 좋다. 소의 간은 빈혈과 야맹증 등에 효과가 있다.

　소의 쓸개는 성질이 차고 간기능을 좋게 하며 열을 내려준다. 또 해독작용을 하며 종기를 없애준다. 눈을 밝게 하고 소갈증을 멎게 하며 대변이 잘 나오게 해주는 효과도 있다.

　수소의 생식기는 신장을 보해주고 양기를 강화시켜준다. 남성의 발기부전이나 성기능 장애 등에 먹으면 좋다.

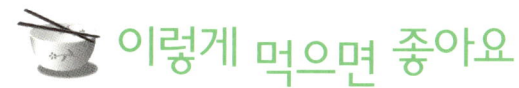 이렇게 먹으면 좋아요

고기 자체에 콜레스테롤이 많이 있으므로 소금구이나 불고기에는 필수지방산이 많은 참기름 등을 곁들이면 좋다. 소고기는 산성 식품이므로 알칼리성 식품인 깻잎이나 상추와 같은 채소류 등을 같이 먹어야 균형 잡힌 식사를 할 수 있다.

한 가지 주의할 것은 소고기에는 포화지방산이 많다는 점이다. 포화지방산은 콜레스테롤이 많아서 소화기능이 떨어지게 하고 생활습관병을 유발할 수 있지만 크게 걱정할 필요는 없다. 채소나 참기름을 같이 먹어주면 콜레스테롤이 혈관에 쌓이는 것을 막을 수 있다.

부위에 따라 용도가 다양한데 구이용은 등심이나 안심, 장조림용은 육질이 단단한 우둔살, 국거리용은 양지머리가 제일 맛이 좋다. 고기뿐 아니라 내장과 뼈도 탕과 국에 따라서 다양하게 응용해서 먹는다.

먹으면 좋은 체질은 태음인이다.

굴

스태미너 식품이며 생활습관병을 예방해준다

성분이 차다.

초겨울 쌀쌀한 날씨에 입맛을 돋워주는 최고의 영양 식품이기 때문에 '바다의 현미' 또는 '바다의 우유'로 불린다. 바다 속에서 다양한 무기질 등을 섭취하며 바위에 붙어 살기 때문에 석화(石花)라고도 한다.

굴은 보통 11월에서 2월까지 잡히는 것이 가장 싱싱하고 맛있다. 하지만 5월말에서 8월까지는 산란기라 아린맛이 강하고 베네루핀이라는 독소가 생길 수 있으며 쉽게 상해서 배탈이나 식중독에 걸리기 쉬우므로 조심해야 한다.

실제로 굴에는 각종 비타민을 비롯해서 아미노산, 아연, 철분,

구리, 요오드, 인, 칼슘, 망간, 마그네슘 등과 같은 무기질이 풍부하게 함유되어 있다. 특히 일반 곡류에는 적은 라이신과 히스타민 등이 풍부하다. 굴은 인체 에너지의 원천인 글리코겐이 많고 소화흡수가 잘되며 뼈에 좋은 칼슘이 풍부하고 불포화지방산이 많아서 성장기 어린이의 두뇌 개발, 노인성 치매 예방, 허약 체질 개선을 돕고 임신부들에게 좋은 영양식이다. 어패류 중에서 이상적인 다양한 영양소를 함유하고 있는 식품이다.

굴은 동서양에서 모두 정력제로 알려져 있다. 희대의 바람둥이인 카사노바는 굴을 매끼 12개씩 하루 네 번씩이나 먹었으며, 대문호인 발자크는 한 번에 1,444개의 굴을 먹었다고 전한다. 또 나폴레옹은 전쟁터에서까지 즐겨먹었다는 일화가 있다. 오래전부터 굴이 최고의 천연 정력제로 각광받았다는 의미다. 서양 속담에 굴을 먹으면 섹스를 길게 할 수 있다는 말이 있다. 이 속담은 굴에 함유된 글리코겐과 아연 때문이다. 글리코겐은 에너지원이 되고 아연은 남성의 정자를 만드는 데 필요하다.

아연을 가장 많이 함유한 식품인 굴에는 아연의 함량이 달걀보다 30배나 많다. 인체에 아연이 부족하면 테스토스테론이라는 남성 호르몬과 정자를 충분히 생성하지 못해서 불임이나 성기능 저하의 원인이 될 수 있다.

이를 바꾸어 보면 평소에 굴을 잘 먹으면 남성 호르몬이 활성화되고 에너지가 넘쳐서 섹스 시간도 연장이 가능하다는 얘기다. 실제 미국의 뉴욕 대학에서 실시한 연구결과에 의하면 정자

수가 부족한 남성들에게 굴과 비타민 C를 두 달 동안 먹게 한 결과 정자 수가 눈에 띄게 늘어났다고 한다.

『동의보감』에 의하면 굴은 강장작용이 뛰어나서 조루, 유정(遺精 : 성 행위를 하지 않아도 무의식 중에 정액이 나오는 현상), 몽정을 치료하고 여성의 냉대하나 부정기적인 자궁출혈을 치료한다고 하였다. 또 멜라닌 색소를 파괴하는 효능이 있기 때문에 피부를 아름답게 하며 안색을 좋게 한다고 기록되어 있다. '배 타는 어부의 딸은 얼굴이 까맣고, 굴 따는 어부의 딸은 하얗다'고 하는 옛말이 있다. 이는 굴이 피부를 하얗게 해주는 효과가 있다는 것을 경험으로 알고 있었다는 말이다.

한의학에서 보면 굴은 보혈작용을 하고 간기능을 도와주기에 빈혈이 있거나 병을 앓고 난 후의 허약한 사람에게 보약이 된다. 불면증이나 신경쇠약에 시달리며 얼굴에 열이 자주 오르거나 가슴이 답답하거나 갈증이 심한 사람이 섭취하면 얼굴색이 좋아지고 증상도 호전된다. 소화기능이 약한 사람이나 음식을 잘 토하는 사람의 위장기능을 활발하게 해주고 식욕을 촉진시킨다.

불포화지방산을 함유한 굴은 타우린이 들어 있어 콜레스테롤을 줄여주고 동맥경화증을 예방해준다. 굴은 약알칼리성 식품이기에 피를 맑게 해주는데 특히 굴에 함유된 끈적끈적한 타우린이 간기능을 좋게 하며 콜레스테롤 수치를 내려주기 때문에 고혈압과 중풍, 당뇨병, 동맥경화증 등의 생활습관병을 예방하는 데도 효과가 좋다.

한의학에서는 굴 껍질을 소금물에 넣고 끓인 후에 깨끗하게 처리해서 불에 볶거나 구워서 곱게 가루를 내어 사용하는데 이를 모려분이라고 한다. 모려분은 냉대하나 위산과다증, 가슴이 답답하고 두근거리는 증상, 현기증이 나거나 식은땀이 나는 증상, 설사, 몽정 등의 증상에 효과적이다.

TIP

이 점을 주의하세요

몸이 찬 사람은 삼가야 한다. 5월말에서 8월까지는 비브리오균에 의한 패혈증이 일어나기 쉬우므로 반드시 익혀 먹어야 한다.

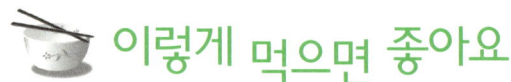 **이렇게 먹으면 좋아요**

굴은 나라마다 먹는 방법이 조금씩 다르지만 신선한 것은 독특한 맛과 향을 음미할 수 있기 때문에 날로 먹는다.

초고추장에 찍어 먹으면 굴의 찬 성질이 중화된다. 보쌈김치에 넣어서 먹거나 튀김이나 젓갈 등으로 많이 이용한다.

먹으면 좋은 체질은 태양인과 소양인이다.

명태
저지방, 저열량, 고단백 식품이며 간을 보호해준다

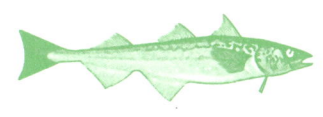
성질이 차지도 뜨겁지도 않고 맛이 짜며 독이 없다.

다음은 명태라는 이름에 관한 유래다. 조선시대 함경도 관찰사가 지방순시를 위해 명천군에 도착해서 상에 오른 생선 반찬을 맛있게 먹고 이름을 물으니 이름이 없었다. 그리하여 명천군의 '명' 자와 어부인 '태' 씨의 성을 빌려 '명태' 라는 이름을 지었다고 한다.

명태는 12월에서 4월까지가 산란기라서 알이 꽉 차 있고 살이 통통히 오른 때라 담백하면서 가장 맛있는 겨울철 보양식이다. 겨울은 생태를 먹기에 아주 좋은 때다.

명태는 잡는 방법이나 산지에 따라 명칭이 아주 천차만별이다. 갓 잡은 것은 생태라 하고 겨울에 잡아서 얼린 것은 동태, 봄에 잡은 것은 춘태, 가을에 잡은 것은 추태, 한랭한 고지대에서 얼렸다 녹였다를 반복하며 노랗게 말린 것은 황태, 물기 있게 꾸덕꾸덕 말린 것은 코다리, 해안 등지에서 단순히 말린 것은 북어, 근해에서 잡은 것은 지방태 등 각양각색으로 부른다.

명태는 저지방, 저열량, 고단백 생선이다. 해수면 위에 사는 고등어 등과 달리 깊은 바다에서 서식하므로 지방이 적고 단백질이 풍부해서 맛도 아주 담백하다.

거의 단백질로 이루어진 명태는 성장과 생식에 중요한 필수아미노산이 풍부하다. 여기에는 주름을 방지해주고 피부를 곱게 해주는 레티놀 성분이 있다. 또 칼슘과 인, 철 등이 골고루 들어 있기 때문에 노인이나 성장기 아이들의 영양식으로도 좋다.

명태는 소변이 시원하게 나오게 하고 피로를 풀어준다. 또한 안질로 눈이 침침하거나 잘 안 보일 때 효과가 있다. 간을 보호해주는 메티오닌이나 리신, 트립토판 등의 필수아미노산이 풍부해서 세포 발육을 도와주고 뇌에 영양소를 공급해주는 데도 효과가 좋다.

부위별로 쓰임도 다양하다. 명태 창자는 칼슘이 많아서 골다공증을 예방하며 명태 알은 생식기능을 강하게 하고 노화를 예방하며 시력을 보호한다. 또 아가미젓은 입맛을 돋워주고 북어와 황태는 푸짐한 양념찜으로 변신한다. 시원하고 담백한 명탯국은 숙취 해소에 으뜸이며 간장을 도와 해독해주고 혈압을 조절해주면서 노폐물을 제거해준다.

어느 것 하나 버릴 것이 없는 생선이 명태다. 특히 눈알은 술안주로 좋다. 명태 눈은 시력 개선과 피부 미용에도 효과가 있다. 살은 국이나 찌개로 끓이면 시원하고 담백하다.

먹으면 좋은 체질은 소음인이다.

김
비타민이 풍부하고 항산화작용을 한다

성질이 차고 맛은 달다. 해태(海苔), 감태(甘苔)라고도 한다.

김의 주성분은 당질과 단백질이다. 단백질 함유량이 해조류 중에서 가장 높고 콩보다 많다. 카로틴, 비타민 A, 비타민 B_1, 비타민 B_2, 비타민 B_{12}, 비타민 C, 비타민 D, 비타민 E 그리고 식이섬유와 무기질이 아주 풍부하다. 특히 비타민 A와 비타민 C는 각각 시금치의 6배와 1.5배에 해당하고 비타민 C는 사과의 10배나 많다. 또한 비타민 B_2는 달걀보다 7배나 많다. 김은 식물성 식품인데도 대체로 동물성 식품에 많은 비타민 B_2를 생선이나 고기만큼 많이 함유하고 있다. 특히 김의 비타민 A와 아연은 치매를 예방하고 스태미너에 좋고 시력 보호에도 효과가 있다. 비타민 A가 부족하면 야맹증이 생기고 시력이 떨어지기 쉽다.

　김은 지방 함량은 낮고 섬유질과 칼슘, 인, 철분, 칼륨, 마그네슘, 요오드, 아연 등의 무기질은 많다. 지방이 적어 다이어트에 좋다. 인체의 뼈를 튼튼하게 해주는 칼슘과 철분은 우유와 시금치보다 4배 가량 더 많이 함유하고 있다. 성장발육과 신진대사에 필요한 필수아미노산과 비타민, 단백질이 풍부하기 때문에 성장기 아이들을 균형되게 자랄 수 있게 도와준다. 칼륨이 많아서 고혈압에도 좋다.

　김의 풍부한 식물성 섬유소는 채소의 식물성 섬유와는 다르게 위벽 등에 상처를 주지 않으면서 콜레스테롤 수치를 내려주며 변비를 예방하고 유해물질이 장내에 머무르는 시간을 줄여주기 때문에 대장암 발생률을 낮춰주는 효과가 있다. 아연이 풍부하여 성기능 강화에도 도움이 된다.

　한의학에서 보면 김은 몸에 열이 많아서 가슴 속이 답답하거나 눈이 침침할 때 계속해서 먹으면 도움이 된다. 또 피부와 머리카락을 부드럽게 해주는 효과가 있다. 변비나 설사를 할 때, 소변이 시원치 않을 때나 가래가 있을 때도 치료효과가 있다. 동맥경화와 고혈압을 예방하고 노화와 치매를 방지해주는 항산화물질을 풍부하게 가지고 있으며 체내의 유해물질을 제거해주고 빈혈과 골다공증에 좋다.

　김은 채취 시기에 따라 맛과 향 그리고 영양 함량이 다르게 나타난다. 추운 겨울에 채취한 김이 단백질 함량도 가장 높고 맛

있다.

좋은 김은 검은 빛깔을 내면서 향기와 윤기가 나며 불에 구우면 열과 반응하여 청록색으로 변한다.

먹으면 좋은 체질은 소양인, 태양인이다.

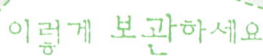
이렇게 보관하세요

김이 눅눅해지면 색소가 청록색으로 변하지 않고 향기도 없어지므로 습기가 없고 햇빛이 들어오지 않는 서늘한 곳에 보관해야 한다.

귤
피로회복과 항암효과가 있다

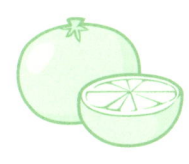

껍질은 성질이 따뜻하고 맛이 쓰고 맵지만 과육은 성질이 차고 맛이 달며 시다.

비타민 A와 비타민 C 함량이 높을 뿐 아니라 수분이 많고 단맛과 신맛이 적절히 배합되어 있으며 감기 예방이나 치료에 탁월한 효과가 있다. 특히 귤 껍질에는 과육에 비해 4배 가량 많은 비타민 C가 들어 있다. 귤에 들어 있는 강력한 항암물질인 베타크립토산틴은 암 예방효과가 크다.

귤은 항산화작용을 하고 베타클립토키산틴을 많이 가지고 있기 때문에 간을 보호하고 피로회복과 암 예방까지 하는 겨울철 최고의 과일이다.

한의학에서는 귤 껍질 말린 것을 진피 또는 귤피라고 하는데 기관지질환에 아주 좋다.

진액을 생성시켜 갈증을 없애주고 위장의 운동을 촉진시켜 식욕부진을 개선한다. 아울러 소화 장애가 있을 때 소화를 도와주며 구역질이 나거나 토하거나 설사를 할 때도 좋다. 특히 폐열에 의한 기침에 좋다.

오래 먹으면 기의 순환을 도와서 정신을 맑게 하고 소변양이 적으면서 잘 붓는 사람에게 효과가 있다. 가슴에 뭉친 열을 제거해준다. 귤 껍질은 유효 성분이 많으므로 차처럼 끓여 마시면 복통에도 좋다. 또 리모넨 성분을 함유하고 있기 때문에 피부를 좋아지게 한다.

신맛이 나는 구연산은 신진대사를 촉진시켜 피를 맑게 해주고 피로를 풀어주면서 속쓰림을 치료해준다. 특히 신맛은 스트레스와 긴장감을 완화시켜주는 효과가 있다. 그러므로 아침에 귤을 먹음으로써 긴장을 풀고 마음도 밝게 해서 하루를 맞이해보자.

귤의 과육과 껍질의 하얀 부분에는 비타민 P가 함유되어 있기 때문에 외부의 나쁜 기운이 혈관에 침투하는 것을 줄여주고 혈관에 저항력을 주어 모세혈관을 튼튼하게 해주어 동맥경화나 고혈압을 예방해준다. 또 비타민 P는 비타민 C의 산화를 방지하는 동시에 흡수를 도와주는 효능이 있다.

또 귤은 비타민 E가 많아서 불포화지방산의 산화를 방지해주고 콜레스테롤의 축적을 억제해준다. 그러므로 동맥경화와 뇌출혈을 예방해주고 혈관이 노화되는 것을 억제시키고 몸이 떨리고 손발이 저리거나 어지러운 증상이 나타나는 중풍 전조증에도 효과가 있다.

특히 매일 아침에 귤을 갈아서 마시는 주스 한 잔은 흡수율도 높여주고 바로 에너지로 전환되어 아침 컨디션을 좋게 해준다. 최근에는 귤 껍질이 머리카락을 성장시키는 세포에 영향을 주므로 탈모 예방에 좋다고 한다.

평소 귤을 가장 잘 먹는 방법은 신선한 것을 구입하여 날로 먹는 것이다. 칼로 자르거나 껍질을 벗긴 채로 두지 말고 바로 벗겨서 먹는 것이 좋다. 2~3일 안에 먹어야 신선하고 맛있으며 넓게 펼쳐서 보관해야 덜 상한다.

'2006년 감귤 건강 기능성에 관한 최근 동향(2006년 일본 시즈오카현 건강역학조사)'에 따르면 6,049명을 대상으로 조사한 결과 매일 4개 이상 감귤을 먹는 사람은 3개 이하를 먹는 사람에 비해서 당뇨병이나 뇌졸중, 심장병, 고혈압 등과 같은 주요 생활습관병에 걸리는 비율이 현저히 낮았다.

귤은 칼륨도 풍부하여 불필요한 나트륨을 몸 밖으로 배출해주기 때문에 혈압도 낮춰준다.

『당생물학 저널지』의 '펙틴이 전립선암에 미치는 영향'에 의하면 귤을 포함한 과일의 펙틴 성분은 강한 항암작용을 하는 것으로 알려져 있다. 전립선암세포를 펙틴에 노출시켰더니 암세포가 40퍼센트 가량 줄어들었다. 귤은 페릴알코올 성분이 있어 특히 전립선암의 성장을 막는다.

　겨울처럼 날씨가 추워지면 혈관이 수축되어 혈압이 높아지게 된다. 이때는 혈관질환으로 발생하는 사망률이 여름보다 훨씬 높아지게 된다. 특히 겨울 날씨에는 고혈압이나 심혈관질환이 있는 환자들은 이른 아침이나 저녁에 운동하는 것을 삼가야 한다.

　귤 껍질에는 영양분의 절반이 있으므로 깨끗이 씻어서 먹는 것이 좋다. 먹으면 좋은 체질은 태양인이지만 껍질은 소음인에게 더 좋다.

TIP

이 점을 주의하세요

위산과다증이 있는 사람이 귤을 많이 먹으면 속이 쓰리고 기운이 떨어질 수 있으므로 절제한다. 하루 2개 정도면 충분한데 지나치게 많이 먹으면 당분 증가로 살이 찔 가능성이 있다.
보통 크기의 귤을 5개 정도만 먹어도 밥 한 공기의 열량과 거의 같다. 과당이 많은 과일을 밤에 먹으면 중성지방이 되기 쉬우므로 되도록이면 저녁보다는 아침이나 낮에 먹도록 한다.

건강상식

겨울철 건강법과 웰빙 식품

 겨울은 많은 생물이 잠을 자는 계절로 충분한 휴식이 필요한 시기다. 이때에는 정기가 인체에 저장되어야 하기 때문에 몸을 무리하게 사용하면 안 된다. 아무리 몸에 좋은 운동이라도 정도에 지나치게 많이 하거나 찬바람을 많이 쐬면 독이 될 수 있다. 겨울은 발산이 아닌 봄과 여름에 쓸 에너지를 저장하는 계절이므로 인체라는 연료 탱크에 에너지라는 기름을 비축해 두어야 한다.

 겨울이 되면 양기가 몸속으로 깊이 들어간다. 신장에 기운이 집중되지만 다른 장기들은 상대적으로 약하게 된다.

 겨울에는 일찍 자고 늦게 일어나는 것이 원칙이다. 이 시기에는 몸을 너무 따뜻하게 하여 땀을 많이 흘려서 양기를 빼앗기지 않도록 해야 한다. 이를 거스르면 신장이 상하여 봄에 손발이 힘이 없고 차게 되는 병에 걸려 만물이 소생하는 봄의 기를 받을 수 없게 되기 때문이다.

겨울철 건강을 위한 생활습관

 가장 쉬운 겨울철 질병 예방법은 첫째로 손을 자주 씻는 일이다. 손만 잘 씻어도 절반 이상 감기를 예방할 수 있다고 한다.

운동 시에는 통풍이 잘되고 땀이 잘 흡수되는 옷을 여러 벌 겹쳐 입는 것이 좋다. 만일 옷에 운동으로 흘린 땀이 그대로 젖어 있으면 바깥 추운 날씨 때문에 저체온증과 감기로 고생할 우려가 있다.

또 겨울철에는 다른 계절보다 근육과 관절의 유연성이 떨어져서 운동을 할 때 부상을 입을 가능성이 크기 때문에 반드시 준비운동을 해주어야 한다. 스트레칭이나 맨손체조를 하는 시간도 평소보다 2배 정도 늘려주는 것이 좋다.

운동을 하기 전에 따뜻한 식사를 하는 것이 좋고 과식은 금물이다. 식사를 하고 30분 쯤 지난 뒤에 운동을 시작하는 것이 좋다. 이때 술은 절대적으로 금한다. 추울 때 술을 마시면 처음에는 체온이 약간 상승하지만 시간이 흐를수록 땀 배출이 점점 늘어나서 추위를 더 타게 되기 때문이다. 그러므로 운동을 마치고 나면 따뜻한 물로 땀을 씻어 내고 마른 옷으로 갈아입고 몸을 따뜻하게 보온해주는 것이 좋다.

또 주의해야 할 것은 저체온증이다. 이는 체온이 정상 이하로 떨어진 뒤 정상 온도를 회복하지 못할 때 생기는 증상이다. 온몸이 떨리고 호흡과 맥박이 빨라지면서 손발이 차가워지고 근육 경직과 탈수 현상을 동반하기도 한다. 이런 증상은 땀이 채 마르지 않은 상태에서 찬 기운을 만나 체온이 떨어지면서 생긴다. 저체온증은 근육을 손상시킬 뿐만 아니라 노인들에게 협심증이나 심장마비, 뇌졸중 등을 일으킨다. 이를 예방하려면 속옷은 땀 흡수가 잘되는 면 종류를 입고 겉옷은 바람막이가 잘되는 것으로 입어주어야 한다.

특히 당뇨나 고혈압 등과 같은 질환이 있는 사람이나 40세가 넘어서 처음 운동을 시작하는 사람은 되도록 이른 새벽 운동을 피해야 한다. 왜냐하면 심장병이나 뇌졸중 등의 발생 위험이 있기 때문이다. 급작스런 체온 상승을 대비해 실내에서 충분하게 준비 운동을 한 후에 실외로 나가는 게 중요하다. 그래서 겨울에는 실내 운동을 추천한다. 집에서는 러닝머신이나 각종 헬스 기구를 이용하여 운동하거나 요가 등을 하면 좋다. 운동 시간은 주로 오전 10시부터 오후 2시까지가 가장 좋다. 겨울에 밖에서 운동할 때는 따뜻한 햇살이 비치는 시간대가 안전하기 때문이다.

겨울철 운동은 등에 약간의 땀이 날 정도로 하는 것이 좋다. 별도로 운동을 하지 않더라도 고층 아파트에 거주하는 사람은 계단 걷기를 하거나 밖에서 걷는 시간을 늘려도 충분한 운동효과가 있다.

손바닥을 비벼서 따뜻하게 한 후 얼굴을 포함한 몸 전체에 골고루 수시로 비벼주면 혈액순환에 도움이 된다. 목욕은 섭씨 40도 정도의 따뜻한 물로 15~20분 가량 하는 것이 적당하다. 하지만 한증막이나 냉욕(冷浴)은 피해야 한다. 왜냐하면 한증막에 오래 있으면 갑자기 혈관이 확장되어 저혈압 증상이 나타날 위험이 있고 반대로 냉욕을 하면 혈관이 수축되어 고혈압이 올 수 있기 때문이다.

겨울은 건조한 계절이기 때문에 습도 조절이 중요하다. 실내의 습도를 적절하게 유지하여 호흡기 점막이 충분한 수분을 머금게 해야 한다. 실내 습도는 50~60퍼센트 정도가 적당하다. 습도가 너무 높으면 집먼지나 진드기가 더 많아져서 천식이나 알레르기, 비염 등의 증상을 악화시킬 수 있다. 습도 유지를 위해서 젖은 걸레로 방 닦기, 젖은 빨래 걸어두기, 수족관 사용, 화초 기르기 등을 하는 것도 좋은 방법이다.

겨울에는 추워서 주로 집안이나 사무실에 있다보니 햇볕을 쬐기가 쉽지 않다. 보도에 의하면 겨울철에는 햇빛을 자주 보지 못해서 우울증 환자가 폭증한다고 한다. 잠시 밖으로 나가 약 30분 정도라도 햇볕을 쬐는 것이 좋다.

아무리 추운 날씨라도 하루 2~3회, 10분 정도씩 창문을 열어 환기를 시켜주는 것이 좋다. 집안이나 사무실에서 난방 기구를 사용하는 경우 1~2시간 간격으로 반드시 환기를 시켜야 한다.

겨울철에는 체지방을 줄이면서 면역력을 높여줄 수 있는 유산소 운동이 좋다. 등산, 자전거 타기, 조깅, 수영, 빨리 걷기 등이 대표적인 유산소 운동이다.

겨울에 걸리는 질병은 대체로 추워서 생기므로 몸을 따뜻하게 하면 잘 생기지 않는다. 겨울에 손발이 얼음장처럼 차가워지는 사람은 따뜻한 물로 목욕을 함으로써 몸을 데우는 것도 좋은 방법이다.

사상체질과 겨울과의 상관성

사상체질과 계절은 상관관계가 깊다. 겨울은 태음인과 소음인에게는 힘든 계절이지만, 소양인에게는 활동하기 좋은 계절이다. 몸에 열이 많은 소양인은 여름을 나기가 힘들지만 기온이 내려가는 겨울은 머리로 올라오는 화를 식힐 수 있어서 좋다.

소음인과 태음인은 감기에 걸리기 쉬운 체질이다. 특히 체질적으로 폐가 약한 태음인은 겨울에 쉽게 감기에 잘 걸리고 고혈압이나 심장병, 뇌졸중 등과 같은 질병이 발생할 가능성도 우려된다. 태음인은 겨울철 건강 관리에 특히 신경을 써야 한다.

각 체질에 따른 겨울철 건강법

❶ 태양인

체질 : 소양인처럼 감기에 잘 안 걸리고 겨울철을 잘 지낼 수 있는 체질이다. 평소 모과차를 즐겨 마시면 감기를 예방할 수 있다. 체질적으로 폐가 발달하고 간기능이 약해 해독능력이 떨어지는 체질이므로 간을 보하는 음식을 섭취하는 것이 좋다.

겨울철 섭생법 : 호흡기 계통이 발달하고 간기능이 약한 체질이므로 성질이 더운 식품보다 차가운 식품이 좋다. 지방질이 적고 자극성이 적은 담백한 맛의 음식을 추천한다. 특히 지방질이 적은 해물류나 소채류가 이롭다.

좋은 식품

- 육류 : 오골계, 오리고기, 오리알, 돼지고기
- 해물류 : 모든 생선 종류, 모든 조개 종류(굴, 조개, 소라, 홍합, 생굴), 게, 문어, 오징어, 복어
- 과일류 : 포도, 감, 앵두, 머루, 다래
- 곡물류 : 메밀, 지방질이 적은 것
- 채소류 : 모든 채소류
- 음료 : 녹차, 조청, 모과차, 감잎차, 솔잎차, 포도주, 오가피주, 모과주, 솔잎주

피해야 할 식품

맵고 성질이 뜨거운 음식이나 지방질이 많은 음식은 좋지 않다. 칼로리가 높은 고단백 식품을 즐겨 먹으면 간에 부담이 된다.

❷ 소양인

체질 : 위·십이지장궤양 및 성기능 장애가 많다.

겨울철은 소양인의 계절이다. 왜냐하면 몸에 열이 많기 때문이다. 열이 많은 소양인은 겨울철에도 감기에 잘 걸리지 않는다. 하지만 감기에 한번 걸리면 편도선이 크게 부어 땀을 많이 흘리기도 한다.

겨울철에 감기에 걸리면 수분을 충분히 공급해주어야 하는데 특히 시원한 음식과 과일을 많이 먹어 수분을 공급하는 동시에 열을 내려주면 좋다. 감기 예방과 치료를 위해 구기자차를 권한다. 평소에 구기자차나 결명자차, 들깨차 등을 꾸준히 마시면

겨울을 건강하게 지낼 수 있다.

겨울철 섭생법 : 위와 장에 열이 많은 체질이어서 한겨울에도 냉면 같은 찬 음식을 먹고 냉수를 마셔도 배탈이 잘 안 나는 편이다. 싱싱하고 찬 음식이나 채소류, 해물류가 좋고 처방으로는 진액을 보충해주는 보음지제가 좋다.

 ### 좋은 식품

- 육류 : 오골계, 오리고기, 오리알, 돼지고기
- 해물류 : 게, 생굴, 새우, 우렁이, 조개, 해삼, 전복, 가재, 멍게, 오징어, 문어, 복어
- 과실류 : 수박, 참외, 딸기, 파인애플, 바나나
- 곡물류 : 보리, 메조, 현미, 녹두, 팥
- 채소류 : 오이, 배추, 상추, 가지, 미나리, 호박, 당근, 우엉
- 기타 : 생맥주, 빙과류
- 음료 : 구기자차, 녹차, 식혜, 결명자차, 포도주

 ### 피해야 할 식품

열이 많은 체질이므로 열을 내는 식품은 피해야 한다. 고추, 생강, 파, 마늘, 후추, 겨자, 카레 등 맵거나 자극성 있는 조미료와 닭고기, 개고기, 염소고기, 꿀, 인삼 등은 절제하는 것이 좋다.

❸ 태음인

체질 : 땀을 많이 흘리며 근육이 견고하고 골격과 손발이 크며 피부가 거칠고 손발이 잘 튼다. 심장질환이 가장 많이 나타난다.

의외로 겨울철에 약하고 감기에 잘 걸린다. 태음인은 특히 체질적으로 폐와 기관지가 약한데 이는 호흡기 계통이 약하기 때문이다.

감기에 잘 걸리지 않고 겨울철을 건강하게 나려면 운동이나 반신욕 등으로 땀을 흠뻑 내주고 물을 많이 마시는 것이 좋다. 태음인은 운동이나 목욕으로 땀을 잘 배출시키면 건강을 잘 지킬 수 있는 체질이다.

겨울철 섭생법 : 땀이 많고 대변이 묽으며 식욕과 소화력은 좋지만 호흡기와 피부, 대장 등의 기능이 약한 태음인에게는 청국장과 신김치 등 발효된 음식이 겨울을 나기에 좋은 식품이다. 몸을 따뜻하게 해주는 생강차, 칡차 등이 좋다.

좋은 식품

- 육류 : 소에게서 나온 것(육회, 곰탕, 설렁탕 등)
- 유제품 : 우유, 버터(태음인 체질인 아기에게 없어서는 안 될 식품이다)
- 생선류 : 담백한 것(조기, 명태, 민어, 오징어).
- 과실류 : 배, 밤, 호두, 은행, 잣, 살구, 수박, 석류, 자두, 사과

- 곡물류 : 밀, 콩, 율무, 두부, 콩나물, 콩비지 등 단백질이 많은 것
- 채소류 : 무, 도라지, 연근, 마, 고사리, 토란, 호박, 버섯
- 음료 : 오미자차, 율무차, 칡차, 커피, 오롱차, 수정과, 둥글레차, 매실주

 피해야 할 식품

비만, 고혈압, 변비 등이 우려되므로 자극성이 있는 식품이나 지방질이 많은 음식을 피하는 것이 좋다. 따라서 닭고기, 개고기, 돼지고기, 삼계탕, 인삼차, 꿀, 생강차 등은 좋지 않다.

❹ 소음인

체질 : 피부가 매우 부드럽고 땀이 적으며 한숨을 가끔 쉬며 세심하고 과민하여 불안해 하거나 초조해 한다.

추위를 잘 타기 때문에 겨울철 건강 관리에 신경 써야 한다. 겨울철에 조금만 과로를 하거나 신경이 예민해져도 감기에 걸리기 쉽다.

인삼차, 생강차, 유자차 등을 추천한다. 해조류와 매운 음식, 고단백질 발효 음식 등을 많이 섭취해야 감기를 예방할 수 있다.

겨울철 섭생법 : 소화기능이 약하고 냉한 체질이므로 소화되기 쉽고 따뜻한 성질의 식품이 좋다. 조리할 때는 고추, 마늘, 파 등 자극성 있는 조미료를 사용해서 식욕을 돋우는 것이 좋다.

좋은 식품

- 육류 : 개고기, 닭고기, 노루고기, 토끼고기, 참새고기, 꿩고기, 염소고기, 양고기
- 해물류 : 명태, 굴비, 뱀장어, 미꾸라지, 가자미, 민어, 미역, 김, 도미, 멸치
- 과실류 : 귤, 복숭아, 토마토, 대추, 사과
- 곡물류 : 찹쌀, 조, 차, 좁쌀
- 채소류 : 당근, 쑥, 쑥갓, 시금치, 미나리, 양배추, 상추, 감자, 들깨, 생강, 후추, 파, 후추, 겨자, 마늘
- 음료 : 인삼차, 꿀차, 생강차, 오룡차, 수정과, 매실주
- 기타 : 양젖, 벌꿀, 엿

 피해야 할 식품

소화하기 힘든 지방질 음식이나 찬 음식과 날 음식은 설사를 유발할 수 있으므로 절제하는 것이 좋다. 냉면, 참외, 수박, 냉우유, 빙과류, 생맥주, 보리밥, 돼지고기, 오징어, 밀가루 음식은 좋지 않다.

| 플러스 정보 |

뇌를 건강하게 해주는 한방 약차

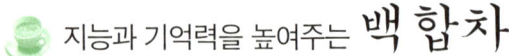

지능과 기억력을 높여주는 **백합차**

- **처방** : 백합 15그램, 산조인 15그램, 원지 9그램
- **만드는 법** : 이상의 약재를 물로 달여서 차 대신 수시로 마신다.
- **효능** : 건망증과 지능 감퇴를 치료한다. 수험생이 마시면 학습 능률을 높이고 중년기와 노년기의 기억력 감퇴를 개선시키기도 한다.
- **먹으면 좋은 체질** : 태음인

백합은 임상에서 광범위하게 응용되고 있는 보양약이다. 중국의 대의학자 장중경은 『금궤요락』에서 백합을 주약으로 하여 정신이 혼미하고 음식의 섭취와 행동이 정상이 아닌 증상을 치료하는 경험방을 소개하고 있다. 백합지황탕이나 백합지모탕 등이 바로 그것이다. 백합은 정신을 안정시켜 기억력을 좋게 해주고 지능을 높여주는 작용을 한다.

원지는 심장과 신장이 제대로 순환기능을 하게 하여 정신을 안정시켜주고 지능도 좋게 해준다.

　산조인은 수면에 도움이 되고 심신을 안정시켜주고 중추신경계의 흥분을 가라앉히고 뇌를 건강하게 하여 지혜를 더해준다. 즉 뇌를 건강하게 해주고 지능을 향상시킴으로써 일의 효율을 올려주는 약재다.

뇌를 맑게 하는 청뇌차

* **처방** : 맥문동 15그램, 오미자 10그램, 구기자 10그램
* **만드는 법** : 이상의 약재를 잘 씻은 다음 잘게 찧어서 찻잔에 넣고 끓는 물을 부어서 5분 정도 우려낸 뒤 마신다. 혹은 약재에 물을 붓고 달인 다음 그 물을 마셔도 된다. 매일 3~4회 정도 차 대신 마신다.
* **효능** : 진액을 채워주고 폐를 건강하게 하며 심장과 신장을 보양하므로 노년기에 체력이 쇠약하거나 기억력이 감퇴되는 증상을 개선한다. 또 현기증이 나타나고 입안이 건조한 증상에도 좋은 효과가 있다.
* **먹으면 좋은 체질** : 태음인과 소음인

　맥문동은 심장과 폐의 기능을 부드럽게 작용하게 하고 위장

의 기능을 도와주므로 노년기에 심혈관계기능이 약해져 정신이 흐리고 건망증이 있는 증상에 효과가 있다. 또 폐의 조열(潮熱 : 열이 올랐다 내렸다 하는 증상)로 목이 마르고 갈증이 나는 등의 증상에 널리 응용된다.

현대 약리학 연구에 의하면 맥문동은 심근대사를 개선하고 인체의 면역력을 높이며 혈당을 내리게 하므로 특히 노년기의 당뇨병에 좋은 효과가 있는 것으로 밝혀졌다. 또 뇌세포 보호와 기억력을 향상시키는 효능이 있다. 노년에 정신이 흐려지고 건망증이 있을 때에도 효과가 있다.

오미자는 뇌를 건강하게 하고 지능을 높여주는 한약재로서 집중력이 떨어졌을 때 효과가 있고 바쁜 일상에 쫓겨 사는 직장인이나 공부하는 학생들의 신경을 이완시켜주면서 머리를 맑게 해주어야 할 때 좋다. 사람의 지능활동을 개선하여 일의 효율을 높이고 비정상적인 혈압을 조절하는 것으로 밝혀졌다. 또 간세포를 보호하며 시력을 개선시키는 약효 또한 있는 것으로 나타났다.

오미자는 신장을 보하고 폐기능을 돕는다. 심장을 튼튼하게 하여 땀을 멈추게 하므로 체질이 허약하거나 식은땀이 많이 나며 맥박이 약한 증상을 개선한다. 또 신장 허약에 의한 요통을 다스리고 불면증과 꿈을 많이 꾸는 증상을 개선한다.

구기자는 뇌를 건강하게 하고 지능활동을 돕는다. 공부를 하다가 간과 폐가 지쳐서 가슴이 답답하거나 얼굴이 화끈거리고 입이 마르는 증상 등이 나타날 때 머리를 맑게 하고 눈의 피로를 풀어주면서 지능을 높혀주는 효과가 있다. 간장과 신장을 보하며 피를 맑게 하거나 보하고 눈을 밝게 한다.

현대 약리학 연구에 의하면 구기자는 혈당을 내리는 작용을 하여 당뇨병이나 고지혈증, 간기능 저하 등을 개선하는 것으로 밝혀지기도 했다.

결론적으로 이 약차는 기억력 감퇴 등에 효과가 있고 정신을 맑게 하며 지능을 높여주고 노년기 허약 체질을 개선하며 다스린다. 또 식욕도 좋게 해준다.

 뇌를 건강하게 해주고 눈과 귀를 밝게 해주는 **산약차**

✽ **처방** : 산약 120그램

✽ **만드는 법** : 이상의 약재를 잘 달여서 차 대신 수시로 마신다.

✽ **효능** : 넋이 나가 우두커니 있는 증상과 건망증에 효과가 있다. 학습 능률을 높여주기 때문에 특히 공부하는 학생들에게 좋은 효과가 있다.

✽ **먹으면 좋은 체질** : 태음인

산약은 뇌와 신경의 기능을 활성화시키고 허약한 부분을 보하는 데 뛰어난 효능이 있다. 그 성질도 화평하여 오장육부를 보해주고 비장과 위장을 손상시키지 않으므로 보약 처방에 널리 쓰인다.

옛 한의서인 『본초경독』에 의하면 산약은 신장을 보하고 정력을 보충하며 음을 강성하게 하여 눈과 귀를 밝게 한다고 했다.

산약은 심장의 기능을 좋게 하고 지능을 높이는 데 직접적인 작용을 한다. 현대 약리학 연구에서도 산약은 인체의 면역기능을 조절하고 체액의 순환을 개선하며 대뇌의 혈액 공급 상태를 개선하는 것으로 드러났다. 이것은 산약이 뇌를 건강하게 하고 지능활동을 돕는다는 것을 밝혀낸 것이라 할 수 있다.

항노쇠작용을 하는 단삼차

❋ **처방** : 단삼 25그램, 오미자 5그램
❋ **만드는 법** : 이상의 약재를 물로 달여서 차 대신 수시로 마신다.
❋ **효능** : 신경쇠약을 다스리고 건망증을 개선하며 지능 감퇴를 치료하는 효능이 있다. 따라서 공부하는 학생이나 업무에 신경을 많이 쓰는 직장인들이 마시면 좋다. 노년기 건망증을 개선하는 데도 좋은 효과가 있다.
❋ **먹으면 좋은 체질** : 소음인과 태음인

단삼은 정신을 안정시키며 지능을 높여주므로 뇌를 과도하게 사용하는 사람들이 차처럼 마셔주면 좋다. 또 화를 누그러뜨리게 하고 불안이나 초조, 조급증 등을 개선시켜주는 효능이 있다. 특히 항노쇠작용과 면역력을 증강하며 손상된 조직을 재생시키고 회복시키는 데도 뛰어난 효능이 있다.

단삼은 네 가지 약재의 효능을 발휘한다. 숙지황, 당귀, 백작약, 천궁의 네 가지 약재로 구성된 사물탕의 약효와 동일한 효과가 있기 때문이다. 특히 피를 보하고 혈액순환을 원활히 하는 작용이 탁월하다.

따라서 단삼은 과로와 혈허(血虛 : 영양불량, 만성질환, 출혈 따위로 혈액이 부족하여 생기는 증상)를 다스리고 피가 맺혀서 생기는 복통을 개선시킨다. 뱃속의 혹덩어리를 작아지게 하고 생리불순, 생리통을 치료하는 효과가 있고 가슴앓이나 뼈 마디 통증 개선에도 치료 효과가 있다.

오미자는 집중력을 높여주고 공부하는 학생들의 정신과 신경을 이완시켜주면서 머리를 맑게 해준다.

뇌를 건강하게 해주는 목통차

* **처방** : 목통 5그램, 건지황 15그램, 맥문동 10그램
* **만드는 법** : 이상의 약재를 달여 차 대신 수시로 복용한다.
* **효능** : 심장의 열을 내려주고 지능을 높이며 기억력을 강화하여 건망증을 치료한다.
* **먹으면 좋은 체질** : 소양인과 태음인

옛 사람들은 목통을 뇌를 건강하게 하는 처방에 널리 응용했다. 목통이 기억력을 강화하고 건망증을 치료하기 때문이다. 즉 기억을 주관하는 심장의 열을 내리게 하고 전신의 혈맥과 관절, 그리고 모든 기능을 원활히 소통하게 함으로써 지능을 강화시키기 때문이다.

목통은 소통과 배설 능력이 있어 인체의 열을 발생시키는 화(火)를 내려주고 진액 등의 수분을 운행시키며 혈맥을 원활히 소통하게 함으로써 심장의 기능이 정상이 되게 하고 대뇌를 제대로 작동하게 하여 머리가 맑아지게 한다.

현대 약리학 연구에 의하면 뇌혈관질환은 체내 지질대사와 수액대사가 제대로 안 되고 습(濕)이 쌓여 있는 데다 담음(痰飮 : 체내의 수액(水液)이 잘 돌지 못하여 만들어진 병리적인 물질. 혹은 그 물질이 일정 부위에 몰려서 나타나는 병증)으로 혈액이 탁해져서 순환이 잘 안 되는 것과 밀접한 관련이 있는 것으로 밝혀졌다. 소통과 배설 작용이 뛰어난 목통은 이러한 뇌혈관질환에 유익하다.

맥문동은 심장의 열을 내려주고 진액이 생기게 해준다. 그러므로 가슴이 답답하거나 변비가 있거나 마음이 마음이 불안하거나 불면증이 있을 때 좋다.

건지황은 열을 내려주고 혈(血)을 보해준다.

| 플러스 정보 |
인체의 노화를 완화시키는 한방 약차

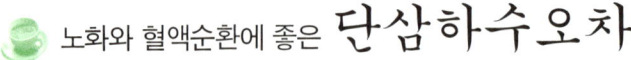
노화와 혈액순환에 좋은 **단삼하수오차**

- **처방** : 단삼 15그램, 하수오 15그램, 사삼 15그램
- **만드는 법** : 이상의 약재에 물을 붓고 절반 정도가 남도록 달인다. 매일 한 번씩 달여 3~4회 정도 나누어 차 대신 수시로 마신다. 복용할 때 꿀이나 설탕을 약간 넣어서 마셔도 된다.
- **효능** : 노화를 완화시켜주며 신장과 위장을 보해주고 진액이 생기게 하여 정력을 강하게 한다. 혈맥을 소통하고 병을 몰아내는 효능이 있다. 폐와 신장의 진액이 부족하고 피가 뭉쳐 있는 사람에게 적합하며 노년기에 좋다.
- **먹으면 좋은 체질** : 태음인, 소양인, 소음인

단삼은 피를 생성하고 피가 맺힌 것을 풀어주며 심신을 안정시키고 허리와 신장을 튼튼하게 한다. 관상동맥을 확장시켜 혈류량을 증가시키는 작용을 하기 때문에 심장병 치료에 널리 쓰

이는 중요한 약재 중 한 가지다. 또 주위의 다른 혈관을 확장하여 심근경색 치료에 도움을 준다. 특히 혈액의 응고를 억제해주며 중추신경계에 진정작용을 한다.

하수오는 항노쇠 약재로 혈당을 내리며 동맥경화를 예방하면서 심장과 신장을 강하게 해준다. 꿈을 많이 꾸거나 가슴이 두근거리는 것을 없애주고 건망증, 신경쇠약 그리고 기억력 저하를 예방해준다. 특히 뇌의 기능이 떨어질 때 효과가 있다. 머리를 맑게 하고 간장과 신장을 보강해주며 정력을 좋게 하고 피를 보해주며 심신을 안정시키는 효능이 있기 때문이다.

사삼은 폐를 맑게 하고 가래를 삭혀주는 효능이 있다. 또 기침을 멎게 하며 혈액순환이 잘되게 하고 심장을 보해주는 약리작용을 한다.

이상의 세 가지 약재를 함께 응용한 이 약차는 혈액순환을 활발하게 해주며 심장을 건강하게 하고 살이 빠지게 하는 효과가 탁월하다. 고지혈증이 있거나 혈액의 점도가 높아진 중·노년기에 장기간 복용하면 좋은 효과를 볼 수 있다.

노화를 예방해주는 **복령우유차**

* **처방** : 복령 10그램, 우유 200밀리리터
* **만드는 법** : 깨끗한 복령 가루를 약간의 물에 개어놓고 가열시킨 우유를 부으면 된다. 이렇게 만든 것을 매일 아침 공복에 마시고 저녁 잠자리에 들기 1시간 전에 마신다.
* **효능** : 몸을 건강하게 하여 노쇠를 완화시킨다. 비장을 튼튼하게 화고 마음을 편안하게 하다. 비위가 약하고 소화가 잘 안 되는 허약한 사람에게 좋다.
* **먹으면 좋은 체질** : 소양인

복령은 소나무에 기생하는 버섯이다. 장수를 누리게 하고 머리카락이나 수염을 검게 하며 허약하고 손상된 몸을 보하고 치료해주는 효능이 뛰어나다.

성질이 온화하여 수액대사를 유익하게 하고 습(濕)을 제거하면서 정신을 맑게 해주고 비장을 튼튼하게 하여 한의학에서는 좋은 자양강장 약재로 통한다. 비위가 약하고 식욕이 없는 사람의 기를 보하고 정력을 강화하는 효과가 있다. 또한 건강한 사람의 체질을 강화하고 질병을 예방하며 노쇠를 완화시키는 작용을 한다. 현대 약리학 연구에 의하면 복령에 함유돼 있는 다당질은 면역기능을 강화하고 항종양작용을 하는 것으로 밝혀졌다.

특히 노년기에 면역기능이 약화된 상태에서 복령을 많이 먹으면 질병을 예방하면서 노쇠 또한 완화시킬 수 있다. 복령 우유차는 노년기에 가장 좋은 음료라고 할 수 있다.

노년기 건강을 증진하는 항노화차

- **처방** : 영지버섯 10그램, 가시오가피 8그램, 음양곽 6그램
- **만드는 법** : 이상의 약재를 달이거나 잘게 부수어 찻잔에 넣고 끓는 물을 부어서 5분간 우려낸 뒤 마신다.
- **효능** : 근육과 뼈를 튼튼하게 하고 심장의 움직이는 힘을 강화시키며 노년기에 눈이 어둡고 건망증이 심한 증상에 좋다.
- **먹으면 좋은 체질** : 태양인, 소양인, 소음인

영지버섯은 현기증, 불면증, 건망증, 지능 감퇴 등을 다스리고 원기 부족, 허약 체질을 개선한다. 또 정신적인 피로나 관상동맥경화, 심장병, 간염, 꿈을 많이 꾸는 등의 증상 치료에도 널리 응용되고 있다. 정신을 안정시켜주고 뇌기능 저하를 막는다.

영지버섯은 노화를 촉진시키는 활성산소를 제거하여 뇌를 보호해주며 기억력을 증진시키고 눈을 밝게 해준다.

한 연구자료에 따르면 영지버섯은 수명을 연장시키고 신경을 조절하는 약효가 있는 것으로 밝혀졌다. 또 인체의 면역력을 증대시키고 신진대사를 촉진시키는 것으로 알려졌다.

가시오가피는 적응 능력을 높이며 항피로작용을 하여 인체의 면역 능력을 증대시킨다. 또 지능과 체력을 높여주고 성기능 감퇴를 줄여준다.

음양곽은 노년기의 신장 허약에 의한 성기능 저하와 발기부전을 다스리고 건망증이나 사지마비 등에도 좋은 효과가 있다.

현대 약리학 연구에 의하면 음양곽은 인체의 면역기능을 이중으로 조절하여 내분비 계통에 작용함으로써 정액 분비를 촉진시키는 효능이 있다고 밝혀졌다.

항노화 약차는 중·노년기 건강증진에 가장 이상적인 한방 음료라고 할 수 있다.

건강한 노년기를 보내게 하는 **구기자잎차**

✽ **처방** : 구기자 나뭇잎과 연한 줄기 적당량

✽ **만드는 법** : 봄과 여름철에 구기자 나뭇잎과 연한 줄기를 따서 깨끗이 씻은 뒤 끓는 물에 살짝 데쳐 물기를 뺀다. 이것을 잘게 썰어서 햇볕에 바짝 말린 다음 솥에 넣고 황갈색이 되도록 볶아서 밀봉하여 보관한다. 이렇게 만들어 놓은 구기자잎차 6그램 정도를 덜어내어 찻잔에 넣고 끓는 물을 부어서 우려낸 뒤 마신다. 이때 설탕을 조금 넣어 단맛을 내거나 벌꿀과 레몬을 넣어서 먹으면 더욱 맛있다.

✽ **효능** : 정력을 북돋아주고 열을 내리며 갈증을 멎게 하고 풍을 몰아내며 눈을 밝게 한다. 주로 허약함을 개선하여 과로에 의한 발열을 다스리며 열독에 의한 종기나 부스럼을 치료한다. 여성의 대하증을 치료하고 노쇠를 완화시키며 인체를 건강하게 한다. 특히 중·노년기에 즐겨 마시면 건강에 좋은 약차로 정신을 맑혀주고 지능도 향상시켜준다.

✽ **먹으면 좋은 체질** : 소양인

현대 약리학 실험 결과에 의하면 구기자와 그 잎에는 비타민C와 각종 아미노산이 풍부하게 함유돼 있는 것으로 밝혀졌다. 따라서 장기간 복용하면 인체 내부 각 기관의 기능을 증강시키고 노쇠를 완화시키는 효능이 있다. 중년기와 노년기에 이 약차를 즐겨 마시면 건강한 노년기를 보낼 수 있다.

| 플러스 정보 |
피로를 회복해주는 한방 약차

음양의 조화를 이루게 하여 피로를 덜어주는
정신안정차

* **처방** : 인삼 15그램, 생지황 15그램, 구기자 10그램, 음양곽 10그램, 질려 10그램, 원지 3그램
* **만드는 법** : 이상의 약재를 달여 즙을 걸러낸 후 차 대신 하루 2~3회 마신다.
* **효능** : 눈을 밝게 해주고 정신을 안정시키며 탁한 피를 맑게 해주며 기를 북돋아준다. 모발을 검게 해주고 쉽게 피로해지거나 정력이 떨어지는 등의 증상 개선에 뛰어난 효과가 있다. 또 기혈이 허약하고 간장과 신장이 약할 때 응용하면 좋은 효과를 나타낸다.
* **먹으면 좋은 체질** : 소양인, 소음인

인삼은 오장육부를 보하고 정신을 안정시킨다. 또 기를 북돋아주고 진액을 생성하게 하면서 인체의 기를 크게 보한다.
생지황과 구기자는 피를 생성하고 정력을 보강하게 하며 신

장을 유익하게 한다. 또한 구기자는 정신을 맑게 해주고 지능을 향상시켜준다.

음양곽과 질려는 신장을 덥게 하고 양기를 북돋아주며 정력과 근육을 강화하므로 남성 성기능 저하와 발기부전, 유정 등의 증상을 치료하며 풍습을 몰아내고 눈을 밝게 한다. 오래 간직한다는 의미의 원지는 심신을 안정시켜서 마음을 편하게 하여 기억력을 좋게 하고 건망증에도 도움이 된다.

이 약차는 음양이 조화를 이루게 하여 서로 조절하고 보해줌으로써 정신이 맑아지고 건강하게 장수를 누리게 한다. 그러므로 중년기와 노년기에 간장과 신장이 약하고 기혈이 허해져서 장시간 동안 일을 할 수 없고 쉽게 피로해지는 사람이 수시로 마시면 좋다.

특히 성기능 감퇴를 개선시키는 효과가 있다.

건강한 청·장년이나 몸에 열이 많거나 혈압이 높은 사람은 삼가야 한다.

눈과 정신을 맑혀주는 솔잎죽엽차

* **처방** : 솔잎 150그램, 대나무 잎 75그램, 벌꿀 90그램
* **만드는 법** : 솔잎과 대나무잎을 깨끗이 씻은 뒤 물을 붓고 달여서 즙을 걸러내고 하루 3~5회 정도 마신다. 이때 벌꿀을 타서 차 대신 마시면 좋다.
* **효능** : 두뇌와 정신을 맑게 해주고 피로를 풀어주는 효과가 있다. 특히 동맥경화증에 보조 치료 효과가 있다.
* **먹으면 좋은 체질** : 태양인, 태음인

솔잎은 맛이 쓰고 성질이 온화하다. 주로 풍과 습을 몰아내고 모발이 생겨나게 하는 효능이 있는 것으로 알려져 있다. 부종이나 손발이 저리는 증상, 다리의 시큰한 통증, 풍치 등의 치료에 널리 응용된다. 또 감기나 뇌막염 등을 예방하고 치료하기도 한다.

대나무 잎사귀인 죽엽은 머리를 맑게 하며 열을 내리고 진액을 생기게 하며 이뇨작용을 한다. 또 심장을 편안하게 해주고 답답한 증상을 해소하며 위장의 기능을 좋게 하고 폐를 건강하게 한다.

솔잎과 대나무잎을 이용한 이 약차는 사람의 눈과 정신을 맑고 편안하게 한다. 또 풍과 습을 몰아내며 심장의 열을 내려 건강을 유지시켜준다.

머리를 맑혀주는 밀초건신차

* **처방** : 식초 15밀리터, 벌꿀 8그램, 생강즙 2밀리터
* **만드는 법** : 식초와 벌꿀, 생강즙을 찻잔에 넣고 골고루 섞은 뒤 물을 5배 정도 붓고 하루 2~3회 정도 마신다.
* **효능** : 머리를 맑게 하고 피로회복의 효과가 있다. 혈관을 부드럽게 하고 피부를 건강하고 고와지게 하며 혈압을 내리는 효과도 있다. 특히 식욕을 증진시키고 피로를 가시게 하므로 피부 건조나 고혈압, 식욕부진, 피로와 체력 저하 등에 응용하면 좋다.
* **먹으면 좋은 체질** : 소음인

식초는 피가 뭉친 것을 풀어주고 지혈, 해독, 살충 등의 효과가 있으며 식체(食滯 : 음식에 의해서 비위가 상한 병증. 과식을 하거나 익지 않은 음식, 불결한 음식을 먹거나 기분이 안 좋은 상태에서 음식을 섭취할 때 생긴다)로 소화가 잘 안되는 증상을 개선한다. 잇몸 출혈이나 산후 어지러움증, 종기 등의 치료에도 널리 응용된다.

벌꿀은 영양도 풍부하고 뇌기능을 강화하며 의지를 강하게 하여 인체 저항력을 길러준다. 기억력 저하와 건망증에 효과가 있다.

생강즙은 가래와 담을 몰아내고 구토를 멎게 하는 효과가 있

다. 현대 약리학 연구에 의하면 생강의 매운 성분은 구강과 점막에 가벼운 자극을 주어 소화액 분비를 촉진함으로써 식욕을 증진한다고 밝혀졌다.

　식초에 벌꿀과 생강즙을 넣어 차 대신 아침과 저녁에 25밀리리터씩 장기간 마시면 피로회복은 물론 건강하게 오래 살 수 있다.

참고문헌

- 『한의학사전』, 김현제 외 편역, 성보사, 1983
- 허준, 『동의보감』, 윤석희 외 옮김, 동의보감출판사, 2005
- 김달래, 『체질 따라 약이 되는 음식』, 중앙생활사, 2000
- SBS 잘먹고 잘사는 법 제작팀, 『책으로 보는 SBS 잘먹고 잘사는 법 2』, 가치창조, 2006
- 조성태, 『먹으면 약이 되는 음식 450』, 넥서스북스, 2006
- 김정숙, 『식탁 위의 보약 건강음식 200가지』, 아카데미 북, 2008
- 『먹으면 약이 되는 한방체질약선 600가지』, 김수범 편, 한방미디어, 2000
- 김진돈, 『건강도 키우고 성적도 올리는 자녀 건강』, 가림출판사, 2005
- 김연수, 『쉽게 차리는 건강 밥상』, 21세기북스, 2003
- 조성태, 『조성태의 음식 동의보감』, 경향신문사, 2004
- 한영실, 『비타민 위대한 밥상 2』, 현암사, 2007
- 한영실, 『비타민 위대한 밥상 3』, 현암사, 2007
- 박기원, 『총명한 두뇌 만들기』, 중앙북스, 2008
- 『건강생활』, 대한보건협회, 2002년 4월호 외 2편

가림출판사 · 가림M&B · 가림Let's에서 나온 책들

문 학

바늘구멍
켄 폴리트 지음 / 홍영의 옮김 / 신국판 / 342쪽 / 5,300원

레베카의 열쇠
켄 폴리트 지음 / 손연숙 옮김 / 신국판 / 492쪽 / 6,800원

암병선
니시무라 쥬코 지음 / 홍영의 옮김 / 신국판 / 300쪽 / 4,800원

첫키스한 얘기 말해도 될까
김정미 외 7명 지음 / 신국판 / 228쪽 / 4,000원

사미인곡 上·中·下
김충호 지음 / 신국판 / 각 권 5,000원

이내의 끝자리
박수완 스님 지음 / 국판변형 / 132쪽 / 3,000원

너는 왜 나에게 다가서야 했는지
김충호 지음 / 국판변형 / 124쪽 / 3,000원

세계의 명언
편집부 엮음 / 신국판 / 322쪽 / 5,000원

여자가 알아야 할 101가지 지혜
제인 아서 엮음 / 지창국 옮김 / 4×6판 / 132쪽 / 5,000원

현명한 사람이 읽는 지혜로운 이야기
이정민 엮음 / 신국판 / 236쪽 / 6,500원

성공적인 표정이 당신을 바꾼다
마츠오 도오루 지음 / 홍영의 옮김 / 신국판 / 240쪽 / 7,500원

태양의 법
오오카와 류우호오 지음 / 민병수 옮김 / 신국판 / 246쪽 / 8,500원

영원의 법
오오카와 류우호오 지음 / 민병수 옮김 / 신국판 / 240쪽 / 8,000원

석가의 본심
오오카와 류우호오 지음 / 민병수 옮김 / 신국판 / 246쪽 / 10,000원

옛 사람들의 재치와 웃음
강형중·김경익 편저 / 신국판 / 316쪽 / 8,000원

지혜의 쉼터
쇼펜하우어 지음 / 김충호 엮음 / 4×6판 양장본 / 160쪽 / 4,300원

헤세가 너에게
헤르만 헤세 지음 / 홍영의 엮음 / 4×6판 양장본 / 144쪽 / 4,500원

사랑보다 소중한 삶의 의미
크리슈나무르티 지음 / 최윤영 엮음 / 신국판 / 180쪽 / 4,000원

장자-어찌하여 알 속에 털이 있다 하는가
홍영의 엮음 / 4×6판 / 180쪽 / 4,000원

논어-배우고 때로 익히면 즐겁지 아니한가
신도회 엮음 / 4×6판 / 180쪽 / 4,000원

맹자-가까이 있는데 어찌 먼 데서 구하려 하는가
홍영의 엮음 / 4×6판 / 180쪽 / 4,000원

아름다운 세상을 만드는 사랑의 메시지 365
DuMont monte Verlag 엮음 / 정성호 옮김
4×6판 변형 양장본 / 240쪽 / 8,000원

황금의 법
오오카와 류우호오 지음 / 민병수 옮김 / 신국판 / 320쪽 / 12,000원

왜 여자는 바람을 피우는가?
기젤라 룬테 지음 / 김현성·진정미 옮김 / 국판 / 200쪽 / 7,000원

세상에서 가장 아름다운 선물
김인자 지음 / 국판변형 / 292쪽 / 9,000원

수능에 꼭 나오는 한국 단편 33
윤종필 엮음 / 신국판 / 704쪽 / 11,000원

수능에 꼭 나오는 한국 현대 단편 소설
윤종필 엮음 및 해설 / 신국판 / 364쪽 / 11,000원

수능에 꼭 나오는 세계단편(영미권)
지창영 옮김 / 윤종필 엮음 및 해설 / 신국판 / 328쪽 / 10,000원

수능에 꼭 나오는 세계단편(유럽권)
지창영 옮김 / 윤종필 엮음 및 해설 / 신국판 / 360쪽 / 11,000원

대왕세종 1·2·3
박충훈 지음 / 신국판 / 각 권 9,800원

세상에서 가장 소중한 아버지의 선물
최은경 지음 / 신국판 / 144쪽 / 9,500원

건 강

아름다운 피부미용법
이순희(한독피부미용학원 원장) 지음 / 신국판 / 296쪽 / 6,000원

버섯건강요법
김병각 외 6명 지음 / 신국판 / 286쪽 / 8,000원

성인병과 암을 정복하는 유기게르마늄
이상현 편저 / 캬오 샤오이 감수 / 신국판 / 312쪽 / 9,000원

난치성 피부병
생약효소연구원 지음 / 신국판 / 232쪽 / 7,500원

新 방약합편
정도명 편역 / 신국판 / 416쪽 / 15,000원

자연치료의학
오홍근(신경정신과 의학박사·자연의학박사) 지음
신국판 / 472쪽 / 15,000원

약초의 활용과 가정한방 이인성 지음 / 신국판 / 384쪽 / 8,500원

역전의학
이시하라 유미 지음 / 유태종 감수 / 신국판 / 286쪽 / 8,500원

이순희식 순수피부미용법
이순희(한독피부미용학원 원장) 지음 / 신국판 / 304쪽 / 7,000원

21세기 당뇨병 예방과 치료법
이현철(연세대 의대 내과 교수) 지음 / 신국판 / 360쪽 / 9,500원

신재용의 민의학 동의보감
신재용(해성한의원 원장) 지음 / 신국판 / 476쪽 / 10,000원

치매 알면 치매 이긴다
배오성(백상한방병원 원장) 지음 / 신국판 / 312쪽 / 10,000원

21세기 건강혁명 밥상 위의 보약 생식
최경순 지음 / 신국판 / 348쪽 / 9,800원

기치유와 기공수련
윤한홍(기치유 연구회 회장) 지음 / 신국판 / 340쪽 / 12,000원

만병의 근원 스트레스 원인과 퇴치
김지혁(김지혁한의원 원장) 지음 / 신국판 / 324쪽 / 9,500원

김종성 박사의 뇌졸중 119 김종성 지음 / 신국판 / 356쪽 / 12,000원

탈모 예방과 모발 클리닉
장정훈·전재홍 지음 / 신국판 / 252쪽 / 8,000원

구태규의 100% 성공 다이어트
구태규 지음 / 4×6배판 변형 / 240쪽 / 9,900원

암 예방과 치료법 이춘기 지음 / 신국판 / 296쪽 / 11,000원

알기 쉬운 위장병 예방과 치료법
민영일 지음 / 신국판 / 328쪽 / 9,900원

이온 체내혁명
노보루 야마노이 지음 / 김병관 옮김 / 신국판 / 272쪽 / 9,500원

어혈과 사혈요법 정지천 지음 / 신국판 / 308쪽 / 12,000원

약손 경락마사지로 건강미인 만들기
고정환 지음 / 4×6배판 변형 / 284쪽 / 15,000원

정유정의 LOVE DIET
정유정 지음 / 4×6배판 변형 / 196쪽 / 10,500원

머리에서 발끝까지 예뻐지는 부분다이어트
신상만·김선민 지음 / 4×6배판 변형 / 196쪽 / 11,000원

알기 쉬운 심장병 119 박승정 지음 / 신국판 / 248쪽 / 9,000원

알기 쉬운 고혈압 119 이정균 지음 / 신국판 / 304쪽 / 10,000원

여성을 위한 부인과질환의 예방과 치료
차선희 지음 / 신국판 / 304쪽 / 10,000원

알기 쉬운 아토피 119
이승규·임승엽·김문호·안유일 지음 / 신국판 / 232쪽 / 9,500원

120세에 도전한다
이권행 지음 / 신국판 / 308쪽 / 11,000원

건강과 아름다움을 만드는 요가
정판식 지음 / 4×6배판 변형 / 224쪽 / 14,000원

우리 아이 건강하고 아름답게 롱다리 만들기
김성훈 지음 / 대क전판 / 236쪽 / 10,500원

알기 쉬운 허리디스크 예방과 치료

이종서 지음 / 대국전판 / 336쪽 / 12,000원

소아과 전문의에게 듣는 알기 쉬운 소아과 119
신영규 · 이강우 · 최성항 지음 / 4×6배판 변형 / 280쪽 / 14,000원

피가 맑아야 건강하게 오래 살 수 있다
김영찬 지음 / 신국판 / 256쪽 / 10,000원

웰빙형 피부 미인을 만드는 나만의 셀프 피부건강
양해원 지음 / 대국전판 / 144쪽 / 10,000원

내 몸을 살리는 생활 속의 웰빙 항암 식품
이승남 지음 / 대국전판 / 248쪽 / 9,800원

마음한글, 느낌한글 박완식 지음 / 4×6배판 / 300쪽 / 15,000원

웰빙 동의보감식 발마사지 10분
최미희 지음 / 신재용 감수 / 4×6배판 변형 / 204쪽 / 13,000원

아름다운 몸, 건강한 몸을 위한 목욕 건강 30분
임하성 지음 / 대국전판 / 176쪽 / 9,500원

내가 만드는 한방생주스 60 김영섭 지음 / 국판 / 112쪽 / 7,000원

몸을 살리는 건강식품
백은희 · 조창호 · 최양진 지음 / 신국판 / 384쪽 / 11,000원

건강도 키우고 성적도 올리는 자녀 건강
김진돈 지음 / 신국판 / 304쪽 / 12,000원

알기 쉬운 간질환 119 이관식 지음 / 신국판 / 272쪽 / 11,000원

밥으로 병을 고친다 허봉수 지음 / 대국전판 / 352쪽 / 13,500원

알기 쉬운 신장병 119 김형규 지음 / 신국판 / 240쪽 / 10,000원

마음의 감기 치료법 우울증 119
이민수 지음 / 대국전판 / 232쪽 / 9,800원

관절염 119 송영욱 지음 / 대국전판 / 224쪽 / 9,800원

내 딸을 위한 미성년 클리닉
강병문 · 이향아 · 최정원 지음 / 국판 / 148쪽 / 8,000원

암을 다스리는 기적의 치유법 케이 세이헤이 감수 / 카와키 나리카즈 지음 / 민병수 옮김 / 신국판 / 256쪽 / 9,000원

스트레스 다스리기 대한불안장애학회 스트레스관리연구특별위원회 지음 / 신국판 / 304쪽 / 12,000원

천연 식초 건강법 건강식품연구회 엮음 / 신재용(해성한의원 원장) 감수 / 신국판 / 252쪽 / 9,000원

암에 대한 모든 것
서울아산병원 암센터 지음 / 신국판 / 360쪽 / 13,000원

알록달록 컬러 다이어트 이승남 지음 / 국판 / 248쪽 / 10,000원

당신도 부모가 될 수 있다 정병준 지음 / 신국판 / 268쪽 / 9,500원

키 10cm 더 크는 키네스 성장법 김영수 · 이종균 · 최형규 · 표재환 · 김문희 지음 / 대국전판 / 312쪽 / 12,000원

당뇨병 백과
이현철 · 송영득 · 안철우 지음 / 4×6배판 변형 / 392쪽 / 16,000원

호흡기 클리닉 119 박성학 지음 / 신국판 / 256쪽 / 10,000원

키 쑥쑥 크는 롱다리 만들기
롱다리 성장클리닉 원장단 지음 / 4×6배판 / 256쪽 / 11,000원

내 몸을 살리는 건강식품
백은희 · 조창호 · 최양진 지음 / 신국판 / 368쪽 / 11,000원

내 몸에 맞는 운동과 건강
하철수 지음 / 신국판 / 264쪽 / 11,000원

알기 쉬운 척추 질환 119
김수연 지음 / 신국판 변형 / 240쪽 / 11,000원

베스트 닥터 박승정 교수팀의 심장병 예방과 치료
박승정 외 5인 지음 / 신국판 / 264쪽 / 10,500원

암 전이 재발을 막아주는 한방 신치료 전략
조종관 · 유화승 지음 / 신국판 / 308쪽 / 12,000원

식탁 위의 위대한 혁명 사계절 웰빙 식품
김진돈 지음 / 신국판 / 284쪽 / 12,000원

교 육

우리 교육의 창조적 백색혁명
원상기 지음 / 신국판 / 206쪽 / 6,000원

현대생활과 체육
조창남 외 5명 공저 / 신국판 / 340쪽 / 10,000원

퍼펙트 MBA IAE유학네트 지음 / 신국판 / 400쪽 / 12,000원

유학길라잡이 I - 미국편
IAE유학네트 지음 / 4×6배판 / 372쪽 / 13,900원

유학길라잡이 II - 4개국편
IAE유학네트 지음 / 4×6배판 / 348쪽 / 13,900원

조기유학길라잡이.com
IAE유학네트 지음 / 4×6배판 / 428쪽 / 15,000원

현대인의 건강생활
박상호 외 5명 공저 / 4×6배판 / 268쪽 / 15,000원

천재아이로 키우는 두뇌훈련
나카마츠 요시로 지음 / 민병수 옮김 / 국판 / 288쪽 / 9,500원

두뇌혁명
나카마츠 요시로 지음 / 민병수 옮김 / 4×6판 양장본 / 288쪽 / 12,000원

테마별 고사성어로 익히는 한자
김경익 지음 / 4×6배판 변형 / 248쪽 / 9,800원

生생 공부비법 이은승 지음 / 대국전판 / 272쪽 / 9,500원

자녀를 성공시키는 습관만들기
배은경 지음 / 대국전판 / 232쪽 / 9,500원

한자능력검정시험 1급
한자능력검정시험연구위원회 편저 / 4×6배판 / 568쪽 / 21,000원

한자능력검정시험 2급
한자능력검정시험연구위원회 편저 / 4×6배판 / 472쪽 / 18,000원

한자능력검정시험 3급(3급II)
한자능력검정시험연구위원회 편저 / 4×6배판 / 440쪽 / 17,000원

한자능력검정시험 4급(4급II)
한자능력검정시험연구위원회 편저 / 4×6배판 / 352쪽 / 15,000원

한자능력검정시험 5급
한자능력검정시험연구위원회 편저 / 4×6배판 / 264쪽 / 11,000원

한자능력검정시험 6급
한자능력검정시험연구위원회 편저 / 4×6배판 / 168쪽 / 8,500원

한자능력검정시험 7급
한자능력검정시험연구위원회 편저 / 4×6배판 / 152쪽 / 7,000원

한자능력검정시험 8급
한자능력검정시험연구위원회 편저 / 4×6배판 / 112쪽 / 6,000원

볼링의 이론과 실기 이택상 지음 / 신국판 / 192쪽 / 9,000원

고사성어로 끝내는 천자문
조준상 글 · 그림 / 4×6배판 / 216쪽 / 12,000원

논술 종합 비타민
이종원 지음 / 신국판 / 200쪽 / 9,000원

내 아이 스타 만들기 김민성 지음 / 신국판 / 200쪽 / 9,000원

교육 1번지 강남 엄마들의 수험생 자녀 관리
황송주 지음 / 신국판 / 288쪽 / 9,500원

초등학생이 꼭 알아야 할 위대한 역사 상식
우진영 · 이양경 지음 / 4×6배판 변형 / 228쪽 / 9,500원

초등학생이 꼭 알아야 할 행복한 경제 상식
우진영 · 전선심 지음 / 4×6배판 변형 / 224쪽 / 9,500원

초등학생이 꼭 알아야 할 재미있는 과학상식
우진영 · 정경희 지음 / 4×6배판 변형 / 220쪽 / 9,500원

한자능력검정시험 3급 · 3급 II
한자능력검정시험연구위원회 편저 / 4×6판 / 380쪽 / 7,500원

교과서 속에 꼭꼭 숨어있는 이색박물관 체험 이신화 지음
대국전판 / 248쪽 / 12,000원

초등학생 독서 논술(저학년) 책마루 독서교육연구회 지음
4×6배판 변형 / 244쪽 / 14,000원

초등학생 독서 논술(고학년) 책마루 독서교육연구회 지음
4×6배판 변형 / 236쪽 / 14,000원

놀면서 배우는 경제 김솔 지음 / 대국전판 / 196쪽 / 10,000원

건강생활과 레저스포츠 즐기기
강ــ희 외 11명 공저 / 4×6배판 / 324쪽 / 18,000원

아이의 미래를 바꿔주는 좋은 습관
배은경 지음 / 신국판 / 216쪽 / 9,500원

다중지능 아이의 미래를 바꾼다
이소영 외 6인 지음 / 신국판 / 232쪽 / 11,000원

체육학 자연과학 및 사회과학 분야의 석·박사 학위 논문, 학술진흥재단
등재지, 등재후보지와 관련된 학회지 **논문 작성법**
하철수·김봉경 지음 / 신국판 / 336쪽 / 15,000원

공부가 제일 쉬운 공부 달인 되기
이은승 지음 / 신국판 / 256쪽 / 10,000원

취미·실용

김진국과 같이 배우는 **와인의 세계**
김진국 지음 / 국배판 변형 양장본(올컬러) / 208쪽 / 30,000원

배스낚시 테크닉   이종건 지음 / 4×6배판 / 440쪽 / 20,000원

나도 디지털 전문가 될 수 있다!!!
이승훈 지음 / 4×6배판 / 320쪽 / 19,200원

건강하고 아름다운 **동양란 기르기**
난마을 지음 / 4×6배판 변형 / 184쪽 / 12,000원

애완견114   황양원 엮음 / 4×6배판 변형 / 228쪽 / 13,000원

경제·경영

CEO가 될 수 있는 성공법칙 101가지
김승룡 편역 / 신국판 / 320쪽 / 9,500원

정보소프트   김승룡 지음 / 신국판 / 324쪽 / 6,000원

기획대사전   다카하시 겐코 지음 / 홍영의 옮김
신국판 / 552쪽 / 19,500원

맨손창업·맞춤창업 BEST 74
양혜숙 지음 / 신국판 / 416쪽 / 12,000원

무자본, 무점포 창업! FAX 한 대면 성공한다
다카시로 고시 지음 / 홍영의 옮김 / 신국판 / 226쪽 / 7,500원

성공하는 기업의 **인간경영**   중소기업 노무 연구회 편저 / 홍영의 옮김
신국판 / 368쪽 / 11,000원

21세기 IT가 세계를 지배한다
김광희 지음 / 신국판 / 380쪽 / 12,000원

경제기사로 부자아빠 만들기
김기태·신현태·박근수 공저 / 신국판 / 388쪽 / 12,000원

포스트 PC의 주역 **정보가전과 무선인터넷**
김광희 지음 / 신국판 / 356쪽 / 12,000원

성공하는 사람들의 **마케팅 바이블**
채수명 지음 / 신국판 / 328쪽 / 12,000원

느린 비즈니스로 돌아가라
사카모토 게이이치 지음 / 정성호 옮김 / 신국판 / 276쪽 / 9,000원

적은 돈으로 큰돈 벌 수 있는 **부동산 재테크**
이원재 지음 / 신국판 / 340쪽 / 12,000원

바이오혁명   이주영 지음 / 신국판 / 328쪽 / 12,000원

성공하는 사람들의 **자기혁신 경영기술**
채수명 지음 / 신국판 / 344쪽 / 12,000원

CFO   쿄텔 토요오·타하라 오키시 지음 / 민병수 옮김
신국판 / 312쪽 / 12,000원

네트워크시대 네트워크마케팅
임동학 지음 / 신국판 / 376쪽 / 12,000원

성공리더의 7가지 조건
다이앤 트레이시·윌리엄 모건 지음 / 지창영 옮김
신국판 / 360쪽 / 13,000원

김종결의 성공창업
김종결 지음 / 신국판 / 340쪽 / 12,000원

최적의 타이밍에 **내 집 마련하는 기술**
이원재 지음 / 신국판 / 248쪽 / 10,500원

컨설팅 세일즈 *Consulting sales*
임동학 지음 / 대국전판 / 336쪽 / 13,000원

연봉 10억 만들기
김농주 지음 / 국판 / 216쪽 / 10,000원

주5일제 근무에 따른 **한국형 주말창업**
최효진 지음 / 신국판 변형 양장본 / 216쪽 / 10,000원

돈 되는 땅 돈 안되는 땅
김영준 지음 / 신국판 / 320쪽 / 13,000원

돈 버는 회사로 만들 수 있는 109가지

다카하시 도시노리 지음 / 민병수 옮김 / 신국판 / 344쪽 / 13,000원

프로는 디테일에 강하다
김미현 지음 / 신국판 / 248쪽 / 9,000원

머니투데이 송복규 기자의 **부동산으로 주머니돈 100배 만들기**
송복규 지음 / 신국판 / 328쪽 / 13,000원

성공하는 슈퍼마켓&편의점 창업
나명환 지음 / 4×6배판 변형 / 500쪽 / 28,000원

대한민국 성공 재테크 **부동산 펀드와 리츠로 승부하라**
김영준 지음 / 신국판 / 256쪽 / 12,000원

마일리지 200% 활용하기
박성희 지음 / 국판 변형 / 200쪽 / 8,000원

1%의 가능성에 도전, **성공 신화를 이룬 여성 CEO**
김미형 지음 / 신국판 / 248쪽 / 9,500원

3천만 원으로 부동산 재벌 되기
최수길·이숙·조연희 지음 / 신국판 / 290쪽 / 12,000원

10년을 앞설 수 있는 **재테크**   노동규 지음 / 신국판 / 260쪽 / 10,000원

세계 최강을 추구하는 도요타 방식
나카야마 키요타카 지음 / 민병수 옮김 / 신국판 / 296쪽 / 12,000원

최고의 설득을 이끌어내는 **프레젠테이션**
조두환 지음 / 신국판 / 296쪽 / 11,000원

최고의 만족을 이끌어내는 **창의적 협상**
조강희·조원희 지음 / 신국판 / 248쪽 / 10,000원

New 세일즈 기법 **물건을 팔지 말고 가치를 팔아라**
조기선 지음 / 신국판 / 264쪽 / 9,500원

작은 회사는 전략이 달라야 산다
황문진 지음 / 신국판 / 312쪽 / 11,000원

돈되는 **슈퍼마켓&편의점 창업전략**(입지 편)
나명환 지음 / 신국판 / 352쪽 / 13,000원

25·35 꼼꼼 여성 재테크   정원훈 지음 / 신국판 / 224쪽 / 11,000원

대한민국 2030 독특하게 창업하라
이상헌·이호 지음 / 신국판 / 288쪽 / 12,000원

왕초보 주택 경매로 돈 벌기
천관성 지음 / 신국판 / 268쪽 / 12,000원

New 마케팅 기법 (실전편) **물건을 팔지 말고 가치를 팔아라 2**
조기선 지음 / 신국판 / 240쪽 / 10,000원

퇴출 두려워 마라 홀로서기에 도전하라
신정수 지음 / 신국판 / 256쪽 / 11,500원

슈퍼마켓&편의점 창업 바이블
나명환 지음 / 신국판 / 280쪽 / 12,000원

위기의 한국 기업 재창조하라
신정수 지음 / 신국판 양장본 / 304쪽 / 15,000원

주 식

개미군단 대박맞이 주식투자
홍성걸(한양증권 투자분석팀 팀장) 지음 / 신국판 / 310쪽 / 9,500원

알고 하자! **돈 되는 주식투자**
이길영 외 2명 공저 / 신국판 / 388쪽 / 12,500원

항상 당하기만 하는 개미들의 매도·매수타이밍 **999% 적중 노하우**
강명무 지음 / 신국판 / 336쪽 / 12,000원

부자 만들기 주식성공클리닉
이창회 지음 / 신국판 / 372쪽 / 11,500원

선물·옵션 이론과 실전매매
이창회 지음 / 신국판 / 372쪽 / 12,000원

너무나 쉬워 재미있는 주가차트
홍성무 지음 / 4×6배판 / 216쪽 / 15,000원

주식투자 직접 투자로 높은 수익을 올릴 수 있는 비결
김학균 지음 / 신국판 / 230쪽 / 11,000원

역 학

역리종합 **만세력**   정도명 편저 / 신국판 / 532쪽 / 10,500원

작명대전   정보국 지음 / 신국판 / 460쪽 / 12,000원

하락이수 해설   이천교 편저 / 신국판 / 620쪽 / 27,000원

현대인의 창조적 관상과 수상 백운산 지음 / 신국판 / 344쪽 / 9,000원
대운용신영부적 정재원 지음 / 신국판 양장본 / 750쪽 / 39,000원
사주비결활용법 이세진 지음 / 신국판 / 392쪽 / 12,000원
컴퓨터세대를 위한 新성명학대전 박용찬 지음 / 신국판 / 388쪽 / 11,000원
길흉화복 꿈풀이 비법 백운산 지음 / 신국판 / 410쪽 / 12,000원
새천년 작명컨설팅 정재원 지음 / 신국판 / 492쪽 / 13,900원
백운산의 신세대 궁합 백운산 지음 / 신국판 / 304쪽 / 9,500원
동자삼 작명학 남시모 지음 / 신국판 / 496쪽 / 15,000원
구성학의 기초 문길여 지음 / 신국판 / 412쪽 / 12,000원
소울음소리 이건우 지음 / 신국판 / 314쪽 / 10,000원

법률 일반

여성을 위한 성범죄 법률상식
조명원(변호사) 지음 / 신국판 / 248쪽 / 8,000원

아파트 난방비 75% 절감방법
고영근 지음 / 신국판 / 238쪽 / 8,000원

일반인이 꼭 알아야 할 절세전략 173선
최성호(공인회계사) 지음 / 신국판 / 392쪽 / 12,000원

변호사와 함께하는 부동산 경매
최환주(변호사) 지음 / 신국판 / 404쪽 / 13,000원

혼자서 쉽고 빠르게 할 수 있는 소액재판
김재용 · 김종철 공저 / 신국판 / 312쪽 / 9,500원

"술 한 잔 사겠다"는 말에서 찾아보는 채권 · 채무
변환철(변호사) 지음 / 신국판 / 408쪽 / 13,000원

알기쉬운 부동산 세무 길라잡이
이건우(세무서 재산계장) 지음 / 신국판 / 400쪽 / 13,000원

알기쉬운 어음, 수표 길라잡이
변환철(변호사) 지음 / 신국판 / 328쪽 / 11,000원

제조물책임법
강동근(변호사) · 윤종성(검사) 공저 / 신국판 / 368쪽 / 13,000원

알기 쉬운 주5일근무에 따른 임금 · 연봉제 실무
문강분(공인노무사) 지음 / 4×6배판 변형 / 544쪽 / 35,000원

변호사 없이 당당히 이길 수 있는 형사소송
김대환 지음 / 신국판 / 304쪽 / 13,000원

변호사 없이 당당히 이길 수 있는 민사소송
김대환 지음 / 신국판 / 412쪽 / 14,500원

혼자서 해결할 수 있는 교통사고 Q&A
조명원(변호사) 지음 / 신국판 / 336쪽 / 12,000원

알기 쉬운 개인회생 · 파산 신청법
최재구(법무사) 지음 / 신국판 / 352쪽 / 13,000원

생활법률

부동산 생활법률의 기본지식
대한법률연구회 지음 / 김원중(변호사) 감수 / 신국판 / 472쪽 / 13,000원

고소장 · 내용증명 생활법률의 기본지식
하태웅(변호사) 지음 / 신국판 / 440쪽 / 12,000원

노동 관련 생활법률의 기본지식
남동희(공인노무사) 지음 / 신국판 / 528쪽 / 14,000원

외국인 근로자 생활법률의 기본지식
남동희(공인노무사) 지음 / 신국판 / 400쪽 / 12,000원

계약작성 생활법률의 기본지식
이상도(변호사) 지음 / 신국판 / 560쪽 / 14,500원

지적재산 생활법률의 기본지식
이상도(변호사) · 조의제(변리사) 공저 / 신국판 / 496쪽 / 14,000원

부당노동행위와 부당해고 생활법률의 기본지식
박영수(공인노무사) 지음 / 신국판 / 432쪽 / 14,000원

주택 · 상가임대차 생활법률의 기본지식
김운용(변호사) 지음 / 신국판 / 480쪽 / 14,000원

하도급거래 생활법률의 기본지식
김진홍(변호사) 지음 / 신국판 / 440쪽 / 14,000원

이혼소송과 재산분할 생활법률의 기본지식
박동섭(변호사) 지음 / 신국판 / 460쪽 / 14,000원

부동산등기 생활법률의 기본지식
정상태(법무사) 지음 / 신국판 / 456쪽 / 14,000원

기업경영 생활법률의 기본지식
안동섭(단국대 교수) 지음 / 신국판 / 466쪽 / 14,000원

교통사고 생활법률의 기본지식
박정무(변호사) · 전병찬 공저 / 신국판 / 480쪽 / 14,000원

소송서식 생활법률의 기본지식
김대환 지음 / 신국판 / 480쪽 / 14,000원

호적 · 가사소송 생활법률의 기본지식
정주수(법무사) 지음 / 신국판 / 516쪽 / 14,000원

新 상속과 세금 생활법률의 기본지식
박동섭(변호사) 지음 / 신국판 / 492쪽 / 14,500원

담보 · 보증 생활법률의 기본지식
류창호(법학박사) 지음 / 신국판 / 436쪽 / 14,000원

소비자보호 생활법률의 기본지식
김성천(법학박사) 지음 / 신국판 / 504쪽 / 15,000원

판결 · 공정증서 생활법률의 기본지식
정상태(법무사) 지음 / 신국판 / 312쪽 / 13,000원

산업재해보상보험 생활법률의 기본지식
정유석(공인노무사) 지음 / 신국판 / 384쪽 / 14,000원

처 세

성공적인 삶을 추구하는 여성들에게 우먼파워
조안 커너 · 모이라 레이너 공저 / 지창영 옮김
신국판 / 352쪽 / 8,800원

話 이익이 되는 말 話 손해가 되는 말
우메시마 미요 지음 / 정성호 옮김 / 신국판 / 304쪽 / 9,000원

부자들의 생활습관 가난한 사람들의 생활습관
다케우치 야스오 지음 / 홍영의 옮김 / 신국판 / 320쪽 / 9,800원

코끼리 귀를 당긴 원숭이 - 히딩크식 창의력을 배우자
강충인 지음 / 신국판 / 208쪽 / 8,500원

성공하려면 유머와 위트로 무장하라
민영욱 지음 / 신국판 / 292쪽 / 9,500원

등소평의 오뚝이전략 조창남 편저 / 신국판 / 304쪽 / 9,500원

노무현 화술과 화법을 통한 이미지 변화
이현정 지음 / 신국판 / 320쪽 / 10,000원

성공하는 사람들의 토론의 법칙
민영욱 지음 / 신국판 / 280쪽 / 9,500원

사람은 칭찬을 먹고산다 민영욱 지음 / 신국판 / 268쪽 / 9,500원

사과의 기술 김농주 지음 / 신국판 변형 양장본 / 200쪽 / 10,000원

취업 경쟁력을 높여라 김농주 지음 / 신국판 / 280쪽 / 12,000원

유비쿼터스시대의 블루오션 전략
최양진 지음 / 신국판 / 248쪽 / 10,000원

나만의 블루오션 전략 - 화술편
민영욱 지음 / 신국판 / 254쪽 / 10,000원

희망의 씨앗을 뿌리는 20대를 위하여
우광균 지음 / 신국판 / 172쪽 / 8,000원

끌리는 사람이 되기위한 이미지 컨설팅
홍순아 지음 / 대국전판 / 194쪽 / 10,000원

글로벌 리더의 소통을 위한 스피치
민영욱 지음 / 신국판 / 328쪽 / 10,000원

오바마처럼 꿈에 미쳐라 정영순 지음 / 신국판 / 208쪽 / 9,500원

여자 30대, 내 생애 최고의 인생을 만들어라
정영순 지음 / 신국판 / 256쪽 / 11,500원

인맥의 달인을 넘어 인맥의 神이 되라
서필환 · 봉은희 지음 / 신국판 / 304쪽 / 12,000원

아임 파인(I'm Fine!)
오오카와 류우호오 지음 / 4×6판 / 152쪽 / 8,000원

미셸 오바마처럼 사랑하고 성공하라
정영순 지음 / 신국판 / 224쪽 / 10,000원

용기의 법
오오카와 류우호오 지음 / 국판 / 208쪽 / 10,000원

명 상

명상으로 얻는 깨달음
달라이 라마 지음 / 지창영 옮김 / 국판 / 320쪽 / 9,000원

어 학

2진법 영어 이상도 지음 / 4×6배판 변형 / 328쪽 / 13,000원
한 방으로 끝내는 영어 고제윤 지음 / 신국판 / 316쪽 / 9,800원
한 방으로 끝내는 영단어 김승엽 지음 / 김수경 · 카렌다 감수 / 4×6배판 변형 / 236쪽 / 9,800원
해도해도 안 되던 영어회화 하루에 30분씩 90일이면 끝낸다
Carrot Korea 편집부 지음 / 4×6배판 변형 / 260쪽 / 11,000원
바로 활용할 수 있는 기초생활영어
김수경 지음 / 신국판 / 240쪽 / 10,000원
바로 활용할 수 있는 비즈니스영어
김수경 지음 / 신국판 / 252쪽 / 10,000원
생존영어55 홍일록 지음 / 신국판 / 224쪽 / 8,500원
필수 여행영어회화 한현숙 지음 / 4×6판 변형 / 328쪽 / 7,000원
필수 여행일어회화 윤영자 지음 / 4×6판 변형 / 264쪽 / 6,500원
필수 여행중국어회화 이은진 지음 / 4×6판 변형 / 256쪽 / 7,000원
영어로 배우는 중국어 김승엽 지음 / 신국판 / 216쪽 / 9,000원
필수 여행스페인어회화 유연창 지음 / 4×6판 변형 / 288쪽 / 7,000원
바로 활용할 수 있는 홈스테이 영어
김형주 지음 / 신국판 / 184쪽 / 9,000원
필수 여행러시아어회화 이은수 지음 / 4×6판 변형 / 248쪽 / 7,500원

여 행

우리 땅 우리 문화가 살아 숨쉬는 옛터
이형권 지음 / 대국전판(올컬러) / 208쪽 / 9,500원
아름다운 산사 이형권 지음 / 대국전판(올컬러) / 208쪽 / 9,500원
멋과 멋이 있는 낭만의 카페
박성찬 지음 / 대국전판(올컬러) / 168쪽 / 9,900원
한국의 숨어 있는 아름다운 풍경
이종원 지음 / 대국전판(올컬러) / 208쪽 / 9,900원
사람이 자연이 있는 아름다운 명산
박기성 지음 / 대국전판(올컬러) / 176쪽 / 12,000원
마음의 고향을 찾아가는 여행 포구
김인자 지음 / 대국전판(올컬러) / 224쪽 / 14,000원
생명이 살아 숨쉬는 한국의 아름다운 강
민병준 지음 / 대국전판(올컬러) / 168쪽 / 12,000원
틈나는 대로 세계여행
김재관 지음 / 4×6배판 변형(올컬러) / 368쪽 / 20,000원
풍경 속을 걷는 즐거움 명상 산책
김인자 지음 / 대국전판(올컬러) / 224쪽 / 14,000원
3.3.7 세계여행
김완수 지음 / 4×6배판 변형(올컬러) / 280쪽 / 12,900원

레포츠

수열이의 브라질 축구 탐방 삼바 축구, 그들은 강하다
이수열 지음 / 신국판 / 280쪽 / 8,500원
마라톤, 그 아름다운 도전을 향하여
빌 로저스 · 프리실라 웰치 · 조 헨더슨 공저 /
오인환 감수 / 지창영 옮김 / 4×6배판 / 320쪽 / 15,000원
인라인스케이팅 100%즐기기
임미숙 지음 / 4×6배판 변형 / 172쪽 / 11,000원
스키 100% 즐기기
김동환 지음 / 4×6배판 변형 / 184쪽 / 12,000원
태권도 총론
하웅의 지음 / 4×6배판 / 288쪽 / 15,000원

수영 100% 즐기기
김종만 지음 / 4×6배판 변형 / 248쪽 / 13,000원
건강을 위한 웰빙 걷기
이강옥 지음 / 대국전판 / 280쪽 / 10,000원
쉽고 즐겁게! 신나게! 배우는 재즈댄스
최재선 지음 / 4×6배판 변형 / 200쪽 / 12,000원
해양스포츠 카이트보딩
김남용 편저 / 신국판(올컬러) / 152쪽 / 18,000원

골 프

퍼팅 메커닉
이근택 지음 / 4×6배판 변형 / 192쪽 / 18,000원
아마골프 가이드
정영호 지음 / 4×6배판 변형 / 216쪽 / 12,000원
골프 100타 깨기
김준모 지음 / 4×6배판 변형 / 136쪽 / 10,000원
골프 90타 깨기
김광섭 지음 / 4×6배판 변형 / 148쪽 / 11,000원
KLPGA 최여진 프로의 센스 골프
최여진 지음 / 4×6배판 변형(올컬러) / 192쪽 / 13,900원
KTPGA 김준모 프로의 파워 골프
김준모 지음 / 4×6배판 변형(올컬러) / 192쪽 / 13,900원
골프 80타 깨기
오태훈 지음 / 4×6배판 변형 / 132쪽 / 10,000원
신나는 골프 세상
유웅열 지음 / 4×6배판 변형(올컬러) / 232쪽 / 16,000원
이신 프로의 더 퍼펙트
이신 지음 / 국배판 변형 / 336쪽 / 28,000원
주니어출신 박영진 프로의 주니어골프
박영진 지음 / 4×6배판 변형(올컬러) / 164쪽 / 11,000원
골프손자병법
유웅열 지음 / 4×6배판 변형(올컬러) / 212쪽 / 16,000원
박영진 프로의 주말 골퍼 100타 깨기
박영진 지음 / 4×6배판 변형(올컬러) / 160쪽 / 12,000원
10타 줄여주는 클럽 피팅
현세용 · 서주석 공저 / 4×6배판 변형 / 184쪽 / 15,000원
단기간에 싱글이 될 수 있는 원포인트 레슨
권용진 · 김준모 지음 / 4×6배판 변형(올컬러) / 152쪽 / 12,500원
이신 프로의 더 퍼펙트 쇼트 게임
이신 지음 / 국배판 변형 / 248쪽 / 20,000원
인체에 가장 잘 맞는 스킨 골프
박길석 지음 / 국배판 변형 양장본(올컬러) / 312쪽 / 43,000원

여성실용

결혼준비, 이제 놀이가 된다 김창규 · 김수경 · 김정철 지음
4×6배판 변형(올컬러) / 230쪽 / 13,000원

식탁 위의 위대한 혁명
사계절 웰빙 식품

2009년 7월 5일 제1판 1쇄 발행

지은이/김진돈
펴낸이/강선희
펴낸곳/가림출판사

등록/1992. 10. 6. 제4-191호
주소/서울시 광진구 구의동 57-71 부원빌딩 4층
대표전화/458-6451   팩스/458-6450
홈페이지/www.galim.co.kr
전자우편/galim@galim.co.kr

값 12,000원

ⓒ 김진돈, 2009

저자와의 협의하에 인지를 생략합니다.

불법복사는 지적재산을 훔치는 범죄행위입니다.
저작권법 제97조의 5(권리의 침해죄)에 따라 위반자는 5년 이하의 징역
또는 5천만 원 이하의 벌금에 처하거나 이를 병과할 수 있습니다.

ISBN 978-89-7895-320-7 13510

가림출판사 · 가림M&B · 가림Let's의 홈페이지(http://www.galim.co.kr)에 들어오시면 가림출판사 · 가림M&B · 가림Let's의 신간도서 및 출간 예정 도서를 포함한 모든 책들을 만나실 수 있습니다.
온라인 서점을 통하여 직접 도서 구입도 하실 수 있으며 가림 홈페이지 내에서 전국 대형 서점들의 사이트에 링크하시어 종합 신간 안내 및 각종 도서 정보, 책과 관련된 문화 정보를 받아보실 수 있습니다.
또한 홈페이지 방문시 회원으로 가입하시면 신간 안내 자료를 보내드립니다.